原始魔法碰觸

獨特的腹部按摩與骨盆釋放方法

LOVEHAND™
Primal Body Magic

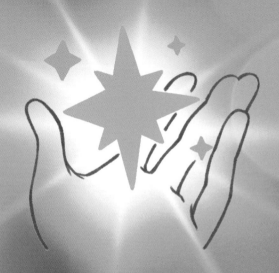

葛瑞恩・艾明(Gyan Amin)／著　Prem Vanita／譯

以誠摯的愛，將此書獻給

我摯愛的伴侶普妮塔（Punita）

我的母親妮拉・拉維（Nirah Raveh）

並紀念我的父親諾曼・拉維（Norman Raveh）

作者的話

歡迎進入我的助人工作園地。我使用的方法包括：腹部按摩、骨盆放鬆技巧、指壓按摩以及呼吸。我曾借助這個工作見證過真正的奇蹟，也正是這些奇蹟讓我有信心與熱情來和你分享這些方法。

我的工作主要聚焦在下半身，但我也會用一章來描述如何在胸腔、喉嚨與頭部工作。早期，我會在身體的每個部位花上同樣的時間，但在多年後，我的主要工作區域爲腹部及骨盆區，因爲我發現大多數人的緊繃與生命潛力都鎖在這些區域裡。按摩治療師經常會略過腹部與骨盆，或只關注技術層面。然而，當我和案主與這些區域的能量待在一起，特別是在我們意識到身體與情緒的關聯後，我便看到了重大的蛻變。當然，本書也會討論在腹部與骨盆區進行治療工作時的倫理問題。

這種經由腹部和性能量來進行的療癒效果十分強大。新世界需要新對策，現在正是迎新的時候。展開對話的時候到了。主流醫學通常不會提到有意識的接觸、呼吸療法或指壓按摩等自然療法。就連傳統醫學，像是中醫或阿育吠陀醫學（Ayurvedic Medicine）也有其盲目的信念，會去避免任何有違傳統思維的事物。我們需要開創新的療癒方法。比方說，過去人們並不提倡表達情緒，甚至視之如洪水猛獸。接著，若要將性能量這個頗具爭議的問題加入其中，就會有許多傳統的醫療從業人員寧

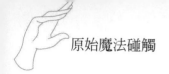

可迴避這個力量與痛苦共生的領域。然而，情緒與性能量都是我們生命的核心。

確實，這不是一本學術性的書——它尚未經過科學的審查，但我對它的有效性與可信度深具信心。我十分樂於與學界合作，進一步地探索這些治療方法。

願本書能為我們多變的世界以及人人都需要的深度療癒注入養分。

葛瑞恩・艾明（Gyan Amin）

對許多人而言，接觸比言語更深入⋯⋯

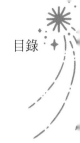

目錄

作者的話	5
導言	9
自序	11
第一章 什麼是 Lovehand™ 身體工作？	25
第二章 Lovehand™ 身體工作流程	51
第三章 穴位	61
第四章 呼吸與身體工作	72
第五章 身體工作與情緒療癒	86
第六章 骨盆區	115
第七章 下腹部與肚子的按摩	144
第八章 橫隔膜	167
第九章 下背部問題	186
第十章 能量流動的喜悅	200
第十一章 性能量與性	210
第十二章 靜心、靈性與身體工作	242
致謝	258
參考書目和文獻	259
實用的網站	261
作者介紹	262

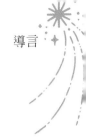

導言

接觸是一門古老的語言，蟄伏於任何頭腦會說的語言之下，因此我們只能以非常原始的方式來瞭解它。自太初起，我們的祖先就是透過接觸來溝通。父母透過接觸來傳遞對孩子的愛和關心；戀人藉此傳達熱情；朋友用之表達支持。我們的身體會本能且下意識地回應接觸。

正因如此，有些推崇智性的哲學家，如亞里斯多德等人往往鄙視接觸，將之視為人類最原始的知覺。但是，薩滿和其他世界各地的神祕主義者對此有截然不同的看法。在世界各地的古老神殿中，祭司及藥草師將接觸視作他們的療癒工具箱的一部分。它不僅被用於療癒那些求醫者，更在不同的儀式中被用來療癒國家或大地本身。

在古代，人類的性被視為純淨且強大的生命力的展現，並在全世界的神殿中受到頌揚。不僅在古代的以色列如此——我是以色列人，據我所知，在以下這些地區也一樣：古埃及、美索不達米亞、希臘、保加利亞、祕魯及日本。我相信，如果你對任何一個國家的根源探索夠深，遲早你會發現將性作為療癒方式或用於神聖儀式的證據。

這本書中有許多禮物——其中之一便是呼籲專業身體工作者關注骨盆區工作的重要性。一旦我們的情緒與性能量不再被壓抑

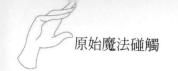

與否認，儲存在這個部位的創傷、情緒體及生命力便得以獲釋。

靈魂來到這個世界不只是爲了履行職責和當一個好納稅人。靈魂進入這個實體化的領域是爲了眞正去生活。在這個身體裡去感覺、愛、展現；換言之，就是允許當前的生命力好好運作。長久以來，薩滿治療就是在做一件事：打開生命之流阻滯之處。也就是說，一個好的薩滿巫醫其實就是生命力的疏通者。

隨著Lovehand™的問世，我確信將會有愈來愈多的人瞭解這門古老的知識。它就在於身體裡，等待人類自負的頭腦臣服並聆聽。

佩勒・奧哈德・埃茲拉希（Ohad Pele Ezrahi）
・ISTA國際學院（International School of Temple Arts）講師
・著作：《卡德薩》（Kedesha）系列

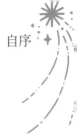

自序

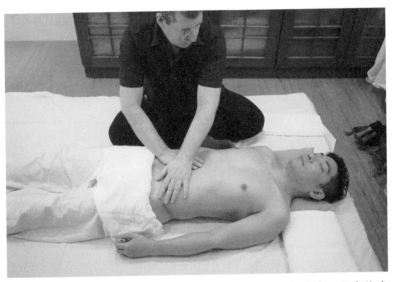

露出柔軟的肚子讓別人接觸會暴露出自己的脆弱，但同時它也有機會
成為充滿喜悅的經驗。受到這般信任令我深感榮幸。

生命的挑戰促使我療癒自己。二十歲出頭的我是個迷惘的年輕
人——有著嚴重的閱讀障礙，和身體十分疏離，堅信自己永遠
無法掌握社交互動這門艱深的藝術。當時我非常沮喪，生活似
乎毫無意義。我看不出自己有找到工作或交到女朋友的可能，
更不用說成家立業。

我害怕自己對性的感覺。生活只是一連串無止盡的困惑與痛苦。
專業的心理諮商師幫不上忙。他們看起來沒辦法處理我的狀況，
於是我也沒興趣再去找他們幫忙。一般醫院的醫生找不出我有

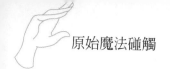

什麼不對勁，無法瞭解我當時的苦惱。傳統醫學的中醫或阿育吠陀方法比較吸引我，然而就連他們也無法為我的狀況找出癥結所在。

當時我既迷惘又虛弱，而這引來一些宗教人士的解釋，認為我的問題來自於缺乏信仰，他們的宗教才是我唯一的救贖。猶太教拉比（我是猶太人，目前沒有宗教信仰）、佛教徒及許多基督徒都想幫忙。甚至還有一位印度聖人召喚我跟他赤腳走上覆雪的喜馬拉雅山。我拒絕了這些貌似受困於教義的老師。

當我開始靜心並連結自己的身體後，終於感到如釋重負。在這個過程中，我允許每個情緒出現，單純地覺知它們，觀照那個能量如何移動。無論來到眼前的是挑戰或愉悅，我都對它們敞開心扉。

當時我在歐洲街頭表演小丑及默劇維生，同時參加了數不清的能量治療工作坊。這些都幫助我更深地連結。我的身體是自我表達與生存的工具，因此我漸漸地更能夠深入覺察這個靈魂寄居的身體。我領悟到唯有透過身體才能到達最高的意識。

我越是愛我的身體，越是與它連結，就越能夠解除我的憂鬱。漸漸地，就連我長久以來壓抑的情緒也開始流動。和信任的伴侶共同經歷的愛與性滋養並療癒了我，而我也開始對周遭的人更真誠、深刻地付出。同樣的，和我的妻子普妮塔的親密關係直到現在仍是一趟很棒的自我探索旅程。最終，這將是走向宇宙之愛的途徑。

倘若沒有「愛自己」這個珍貴的禮物，就不可能有上述的愛與

療癒，而我是透過與自己的身體重新連結才找到這個禮物。接
著，帶著這份新發現的身體覺知，我開始從事按摩治療師的工
作。我才剛開始工作不久，案主身上就很自然地出現能量釋放。
我以爲所有的按摩治療師都看過這種劇烈的變化，但當我和同
事說起我的案主身上發生強烈的釋放時，他們都瞪大了眼睛看
著我。

我當時工作與教學的內容是泰式按摩。這是一種很靜心，類似
瑜伽的身體工作。它是在我們生命能量上工作，但並不包括強
烈的情緒釋放和開啓生命能量。我很常驚訝地看到案主的能量
發生劇烈變化，但我並沒有要他們用特定的方式呼吸，也沒有
提出情緒方面的建議。儘管如此，我還是允許變化發生，鼓勵
案主信任這個過程。

在個案室中，我提供安全且不批判的空間來支持他們。我留意
到，當我在腹部或骨盆區工作時，會對案主造成強烈的影響。
他們會有情緒上的經驗，有時則出現如同「起乩」般的激烈動
作。現在我已對這類行爲習以爲常，見怪不怪了。我知道這並
沒有什麼問題，那只是個強烈的療癒正在發生的跡象。

我在印度奧修社區的日子裡不僅學到了靜心的藝術，也瞭解到
情緒治療的重要性。在奧修的世界裡，呼吸療法和生物能是很
重要的方法。透過這些方法，我們得以帶出並釋放身體中備受
壓抑的能量。當一個人連結上這股能量時，他就能再度擁有它。
這個過程在表面上看起來或許有點瘋狂——這個人可能會哭
喊、瘋狂地表達憤怒、害怕地顫抖……然後出現清新、宛如新
生的另一面，好像剛從心靈澡堂出來一樣。

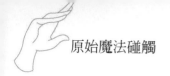

個案給我的回饋也十分驚人。案主報告說他們開啟了巨大的能量，許多人經驗到深層的靈性療癒。對某些人來說，這樣的個案是人生的轉捩點，他們的人生因此轉向了健康快樂的新方向。

能夠參與這些重大的蛻變令我十分感激，同時我也想知道這是怎麼發生的。為此，我試著去留意我做了什麼導致了這些反應。我也觀察我的態度與臨在如何影響個案的進行。慢慢的，我發展出一套具備標準療程與診斷工具的系統。與此同時，我也在持續地進修生物能與呼吸療法。我接受了長期的脈動治療（Pulsation）訓練，然後把它的各層面納入我的工作。

我發覺，有時我的手在案主身上放的位置會促使能量以某種方式移動。我學過治療性的指壓按摩，因此我瞭解這類工作除了對身體有好處外，也能成為引動情緒的指壓點。無論我在誰身上工作，這些點的位置都很相似。某位案主可能在骨盆區較有反應，另一位則可能發生在隔膜區，但相同的反應會在他們身上重覆出現。

我看到這不僅關乎按壓的方式和位置，也和我與案主連結的方式有關。我的能量與態度中的某些東西，能夠讓他們深深地潛進這片生命能量之海。我會在以下各章詳述這些按壓點：情緒治療、指壓穴位、身體能量流。此時我對經由按摩來進行情緒治療愈來愈感興趣，但還是在繼續處理身體生理層面上的問題。

我不斷地學習不同的按摩與療癒方法。比如我曾在曼谷的臥佛寺學院（Wat Po School）學習泰式按摩，師從諾姆・泰羅爾（Noam Tyroler）。他寫過一本很完整的泰式按摩教科書。我也跟最棒的泰國老師坤尼（Khun Ni）學了腹部排毒按摩。

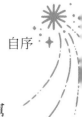

我所學的腹部指壓按摩對很多不同類型的下背痛有極大的幫助。我也發現許多軀幹、膝蓋及雙腳的骨科問題其實源自於骨盆，但案主本身並不知情。我發覺有時候只是透過一個簡單的動作，就能在案主身上引發極大的改變。這在骨盆與能量流的章篇裡會有更多詳細的描述。

本書是為對身體與情緒的療癒及二者間的關聯有興趣的人所寫的。

本書為心理諮商師、醫生，特別是神經學專家提供了令人振奮的資訊。因為這個工作是透過呼吸、腹部按摩與骨盆釋放來處理生理問題。

另類療法的治療師應該也會覺得本書的內容很有意思。能量治療師、薩滿治療師、呼吸治療師也會在其中發現一些重要的洞見。

本書也是寫給任何想要療癒及蛻變自己生命能量的人。書中深入地闡述了我們奇妙的身體如何獲取能量，以及它需要什麼以便恢復所有的潛能。

本書說明了如何將腹部與骨盆療程應用在不同的目的上。它可以是情緒治療，也可以是身體治療，或者作為讓人們進入深層放鬆的方法。腹部與骨盆療程就像一個平台，或像一套基礎而有結構的方法，從中可能生出不同的行動方針。

本書想要鼓勵讀者深入自我療癒，並學習如何支持別人。無論如何，這是個美好旅程的起點。自我療癒是一生的決心與承諾，全心全意地投入我們稱為「生命」的這件事。接下來，如果你

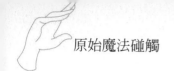

有心透過身體工作支持別人，這些資訊可以在你長期的學習過程中提供幫助；與此同時，你也需要累積經驗。

還有，每一章的結尾都有一個自我療癒練習，我鼓勵親愛的各位嘗試看看。它們會加深你的經驗與對本書的理解，且對你的健康有益。

最後，你無法只憑藉頭腦來理解這本書。它由一顆敞開的心寫成，它邀請讀者喚醒自身潛藏的慈悲與愛。願本書爲你帶來深層的療癒。

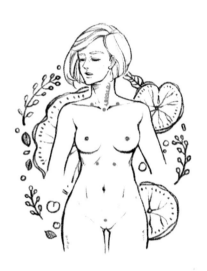

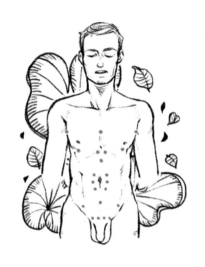

這些穴位可以用來擴展和釋放呼吸的過程。

這些穴位能夠支持情緒能量的連結和釋放。

這些穴位可分為四區，各有不同的情緒能量問題。

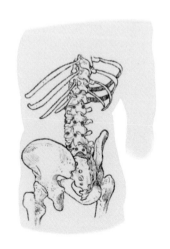

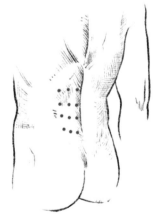

下背部和骨盆上的穴位實例

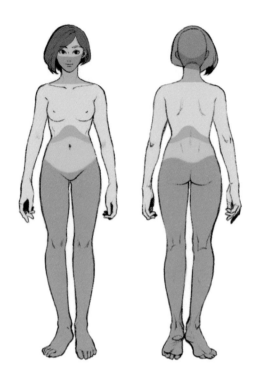

<< 威廉·賴希將身體的情
緒盔甲分為七個區段。

對臀部疼痛及腿部放射痛 >>
（坐骨神經痛）的有效技巧

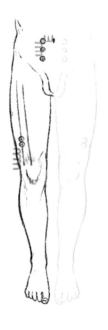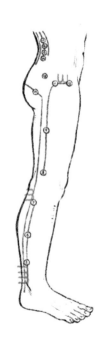

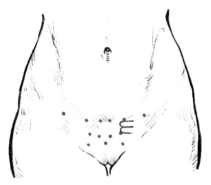

按壓穴位有助於打開與骨盆相連的情緒能量通道。

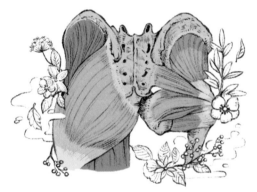

骨盆的肌肉結構是一個精緻、複雜且多層的系統。

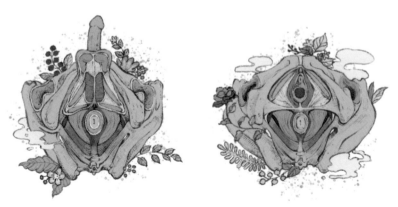

男性（左）和女性（右）的骨盆底部是不同的。

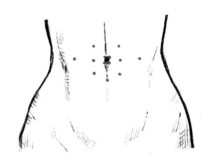

支持腹部情緒釋放的穴位

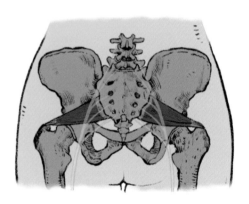

坐骨神經始於脊椎下部，經骨盆進入腿部。

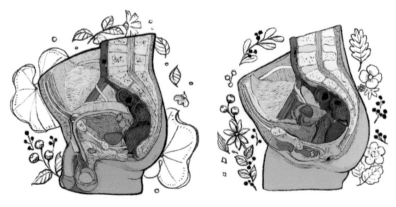

男性（左）和女性（右）的骨盆區是不同的。

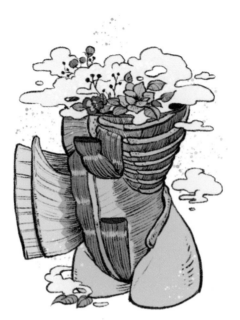

腹部肌肉的多層結構

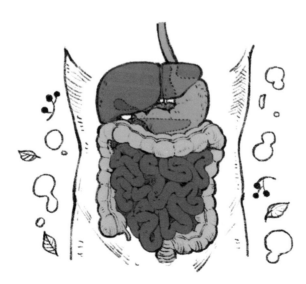

我們的腹腔內部幾乎裝滿了消化器官，像是胃、小腸和大腸。

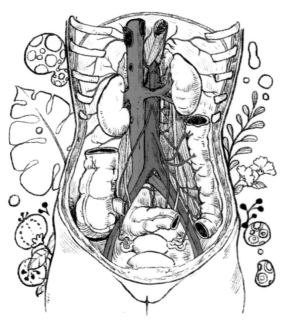

<< 主動脈（棕色）
和大靜脈（藍色）

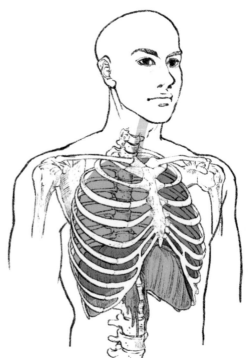

這片在肋骨底部的肌肉是 >>
驅動我們呼吸過程的引擎

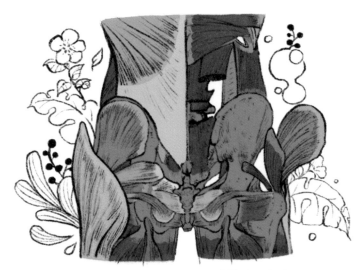

下背部應被視為身體核心結構的一部分。

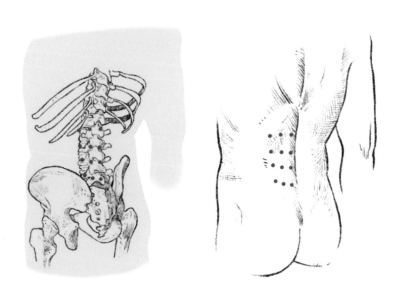

這些指壓穴位沿著身體排成三列

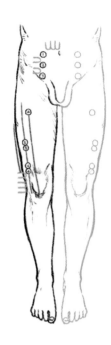
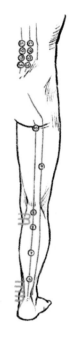

<< 下背痛的治療性按摩技巧

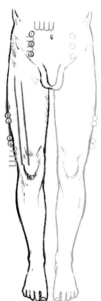
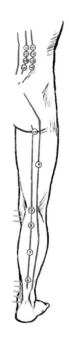

下背痛的治療性按摩技巧 >>

第一章
什麼是Lovehand™身體工作？

身體的接觸只是第一層，
但這親密的連結將造成靈魂間深切的交會。

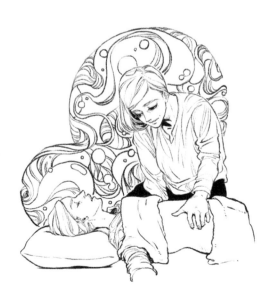

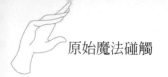

Lovehand™身體工作是種同時運用身體與情緒療法的蛻變方式。它包含了臨在、靜心的概念，以及仁慈的心態。這個方式主要是針對軀幹下半部提供按摩、伸展、還有開啓的技巧。它主要聚焦在腹部，但也包括了骨盆和隔膜區。

我們可以用不同的方式在案主身上應用Lovehand™身體工作。它可以是放鬆的按摩，也可以是恢復精神的按摩。它可以作爲獨立的物理治療技巧來使用，或與其他技巧併用，以處理下背痛或身體上的其他問題。同時，它也可以成爲情緒療法的一部分。在這種情況下，案主要張開嘴巴呼吸，並與緊緊束縛在身體中的情緒能量保持有意識的連結。

原始的身體魔法

我把這個工作稱爲「原始的身體魔法」是因爲它的確不是科學，而「魔法」聽起來很酷。然而，當我在操作這些療癒的配套程序與原則時，也眞的親眼見過許多魔法般的結果。當然，我所謂的魔法並不是指巫術或超能力，而是在傳達奧祕的觀念。

我們的腦袋無法理解許多和靈性療癒有關的事情，而這是一件很棒的事。正因如此，我們喜歡看魔術表演。魔術師顛覆了我們的邏輯。我們對眼前的事物的認識突然關閉了，瞬間只剩下驚奇，而我們熱愛那份驚奇。我認爲我們隨時都可以體悟這樣的驚奇，所需的只是稍微敞開心胸，稍微敏感一些，讓自己去感覺它。同時，我也用「魔法」一詞來表明這是一種非常規且較容易的解決方案。若非如此，我們就需要用更爲費時、代價

高昂且複雜的做法來解決這些問題。

這些主張並沒有經過科學驗證。有時連我也不知道我所記錄的建議與步驟如何發揮作用，但它們真的有效。我已經在我的個案與工作坊中見證過無數案例，看到人們如何在身體、情緒與靈性上受益。此外，我深信任何在這類療癒工作上投入真心、能量與時間的人，都會看到驚人的結果。

我在本書中描述了幾種不同類型的魔法：

身體的魔法——這類工作能夠有效地處理很多身體上的毛病，像是下背痛、消化系統與生殖系統的問題。

情緒的魔法——這套Lovehand™身體工作療程為我的案主帶來極好的效果。面對情緒挑戰時，運用有意識的接觸並將情緒問題連結到身體經驗是很棒的方法。

生命能量的魔法——這個工作可以徹底改善體內生命力的感覺。有時這也會對個人性能量的展現產生有利的影響。

靈性的魔法——我的案主與工作坊學員往往會淚眼婆娑地說，他們連結到浩瀚而奧祕的宇宙能量，並成為其中的一部分。那個創造我們、支持我們的能量無所不在。

能量

在新時代（New Age）領域，能量一詞的運用十分廣泛。本書也同樣會常常用到這個詞。講究科學的人往往會批評這個詞彙，

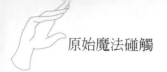

認為用它來描述生理作用是一種輕率、誤導的方式。人們批評這是個令人困惑的詞彙，認為它把現實描述成不實際的東西，讓聽的人霧裡看花，並且相信這個口口聲聲在講能量的人擁有某種超能力，可以看到並做到他們辦不到的事。

致有科學頭腦的人：這不是科學，而且我們不談那些可以輕易量化的能源。一個人對療癒主觀的看法以及與自己連結都與測量無關。

我們將這個詞彙視為個人的主觀經驗，用以描述自己的內在感知。這不該拿來與科學的實證思考及方法對比。內在感知與實證思考二者有著天壤之別，就像注視月亮的美與計劃登月一樣。

那些意圖藉神祕感來誤導人們，並濫用能量一詞，將之做為操控手段的人已經讓其他人對這個字眼留下不好的印象。長久以來，它被當成了銷售產品或拉人進入各種組織的手法。我們應當小心，不要重蹈覆轍。

在本書中，能量一詞是在描述每個人都能感受到的主觀事實，不用特別的天賦，也無需什麼神祕的靈性修持。那麼，就讓我們花點時間來搞定這個難以捉摸的用詞。或許，就先從它「不是」什麼開始。

它不是你的健身指標。一個人或許身材超級健美，但內在的生命能量卻非常低。嬰兒和小孩不用辛苦鍛練，卻總是精力充沛，容光煥發。它不是你的健康狀況。你或許見過罹癌垂死的人依然活力四射，甚至到臨終前依舊如此。反過來說，我們也很常遇到規律運動，維持良好的飲食，卻看起來死氣沉沉的人。它

也不是幸福快樂。雖然快樂確實是一種生命活力的表現，但充滿生命力的人並不總是快樂，他們也可能偶而覺得難過或生氣。

不是擁有特別天賦的人才有能量，我們都有，只我們不常注意到它。能量不是一項科學事實，它與客觀的現實無關。科學關注的是身體使用的各種形式的能源。它並未將生命能量視為一種已知的能源形式，也不將它視為可測量並量化之物。

能量是什麼？

它是主觀的活力感受，充滿生命的感覺，與生命連結的感覺。它就像充斥在我們四周與體內的海洋。就像海裡的魚沒有意識到海洋一樣，我們沒有意識到這個正在我們本質核心中流動的存在，這個創造我們並且無所不在的能量。

然而，有時候我們會開始意識到它，特別是在我們感受到強烈的喜悅或被大自然包圍的時候。當我們沉浸在愛中、見證新生命的誕生、有親近的人過世，或發現自己不久於人世時，也可能會感覺到它。

本書對這些治療過程的敘述及建議幾乎都不是以學術研究為基礎。事實上，這本書的基礎來自我本身自我療癒的生命經驗，以及長期和案主與學生一起工作所累積的經驗。

我只是一個擁有強烈的生命蛻變經驗的人，而這些領悟與意義實在太寶貴，我無法自己獨享。我的工作方式不是跟隨某個傳統。我所做的是源自我所學的各種療癒方式、我的直覺，再加

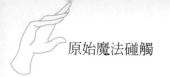

上我身為按摩治療師的經驗。

療癒的定義

在我們繼續之前，讓我先界定另一個本書常用的詞彙——療癒。通常人們對這個字眼的認知是：找到生理上或心理上明確的問題，希望能成功治好它。不過這不是我對這個詞彙的看法。

現在，在懷疑論者厭惡地扔掉這本書前，請容我說明一下。

首先，我的確宣稱我的身體及心理問題藉由此工作得到處理，並且大多數的問題都獲得了解決或釋放。

我對待案主的態度是，要幫助他們瞭解並連結自己本身的潛能——在生理上，他們可以擁有強壯而放鬆的身體；在情緒上，他們可以成為快樂的人，並且自在地感受各種豐富的情緒；而且他們也可以擁有活力，與生命能量共振。

我從未自稱是那種一抬手就能帶走癌症或不幸的療癒者。療癒意味著我提供支持並創造出獨特的經驗，讓案主短暫地感受到自己是個自在而喜悅的人類。從這個角度來看，療癒具有教育的面向。我向人們示範了他們自身的能力。這個示範是在一對一個案或工作坊之類的特殊環境下進行的。

就物理治療方面來說，我的目的在於療癒或釋放諸如下背痛、骨盆緊繃和消化問題等不太嚴重的身體問題。書中的某些技巧來自泰式瑜伽按摩。我曾執行並教導這項獨特的按摩技巧多年，

並住在清邁學習了四年——那是發展全球泰式按摩的主要城市。

我之所以會逐漸發展出這些知識與技巧，一方面是爲了滿足自己對療癒的需求，另一方面也是因爲身爲治療師，我必須爲案主提供適當且有效的療癒工具。

本書並非在捏造一個僵化武斷的療癒方法，而是在示範一些任何人都能照做的基本原則。

蛻變的身體工作

Lovehand™ 身體工作確信我們擁有很大的未開發潛能。這個方法運用了各種技巧及內在的意圖，來支持案主身體與心靈上的轉變。

儘管 Lovehand™ 從表面上看來是在解除或釋放身體上的問題，例如下背痛或便祕等，其下卻有更深的洞見。它看到了我們核心的潛能——擁有靈活而喜悅的身體外，也是個情緒健康、信任、根植大地、快樂的人。因此，這個身體工作提供了多元化的方式來爲案主服務。

人們會爲了各種不同的需求來找我。一般而言，我會把這些需求分成三種類型：想要放鬆、物理治療、連結或釋放情緒及/或生命能量。

據上所述，我將接觸模式分成三類：

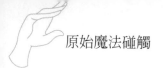

療癒性接觸的三個層面

這三個層面全都包含在我所說的「Lovehand™身體工作」或「原始的身體魔法」中。

一、第一層是直截了當地按摩

科學研究已證實按摩對健康有益，有助於各種小毛病的恢復。然而，按摩的品質可能差異很大。我用「有意識的接觸」這個詞來與坊間一般的按摩區分。對一個按摩治療師來說，帶著很深的覺察來工作並不尋常。他們通常只是照著工作流程填滿這一、兩個小時。

但是，在Lovehand™身體工作中，治療師必須保持自我覺察，同時留意案主的反應。這樣做的話，就算只用簡單的按摩技巧就感覺很好。案主不僅感受到身體獲得了關注與接觸，在能量層面亦然。這種有意識的療癒性接觸也是接下來這兩個階段的基礎。

二、第二層是釋放阻結的技巧

我會先辨識身體與能量層面中不同的阻結，然後用深入的按摩手法以加釋放。通常，我會用拇指按壓特定的經絡與穴位，以支持這種不同的身體放鬆及能量釋放。而除了拇指外，我也可能會用到手掌或手肘。

這個技巧通常看起來幾乎沒什麼動作。但當治療師用拇指或指腹在某個部位施壓並等待時，會有很多事情在靜止中發生。身體會慢慢地放下緊繃，生命能量也會再度開始流動。在這個層

面，治療師需要有更高的敏感度與臨在的品質。一個細心的治療師可以感覺到能量在哪裡受阻，以及身體在過程中什麼時候有所抗拒，什麼時候得以放下。

三、第三層是幫助人們與身體建立清醒且有意識的連結

在前兩個層面的工作中，案主可以完全是被動的，甚至睡著也沒關係。但第三層會需要他們主動參與。他們要學習從內在與自己的身體相逢，並在治療師的協助下覺察自己的內在，感受並連結能量。

為什麼我們要這麼做？這個層面和其他兩者有什麼不同？這麼說吧，連結你的能量，感覺它如何在你的體內流動，而且學會釋放它，這是一種非常深入而重要的經驗。

在接受按摩時，案主獲得了愉悅的經驗，而深層的工作可以讓他們覺察到自己與生命能量的連結。另外，案主或許也會瞭解到自己一直在束縛能量，並在個案結束後繼續釋放的過程。最理想的狀況是，藉著幫助案主移動這股能量，他們會開始渴望獲得更多療癒。生命能量愈是流動，一個人就愈能夠發揮潛能，並發掘出更多真正的自己——也就是強大的意識本質。

療癒性的接觸最主要的功能是錨定。當頭腦開始上演各種幻想和劇碼時，它會一再地提醒案主回到身體。舉例來說，治療師可以把一隻手或手指放在阻結處，並邀請接受者去連結那個區域。接著，治療師可以稍微用力施壓，造成輕微的痛感或不舒服的感覺，因為這會幫助接受者感覺並加深與這個區域的連結。此時，用問題來引導接受者可能會有幫助，像是：「這裡有什

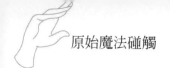

原始魔法碰觸

麼？」或「你有感覺到有些能量、顏色或情緒在這裡嗎？」又或是：「不管發生了什麼，就讓它發生。」

案主甚至可能在沒有任何支持性的接觸時，自行進入這樣的過程。這個過程是發生在案主的內在，治療師只是一個協助者。

治療師如何創造出這種特殊的療癒現象？這涉及各種元素，但主要的元素是呼吸。我會請案主使用張開嘴巴的呼吸技巧，鼓勵他們慢慢地加深呼吸，允許呼吸擴展到下腹部與骨盆區。

我也會支持案主打開胸腔，讓胸廓在身體呼吸的過程中自由移動，並提醒案主觀察自己身體的內在，與當下所有的發生保持連結：溫度的變化、愉悅、痛苦、情緒、顏色、影像、流動的感覺。

誠然，並不是每個人都準備好接受療癒性接觸的第三個層面。這無法強求，它需要等待時機成熟。在我的工作坊中，我會利用一些技巧幫助學員理解內在連結與療癒的層面，而整個團體的支持可以讓這個寶貴的療癒奇蹟發生並且被看見。

當案主的內在連結加深，往往支配他們生命的模式就會開始解除。有很多身體的毛病就是這些模式的呈現，而它們都源自肌肉、筋膜、肌腱和韌帶中的慣性緊繃。這些慣性緊繃常源於卡住與壓抑的情緒。一旦我們能夠創造出某種情境，協助當事人看到這些緊繃的狀態，它們就可以放鬆下來。

這看起來很神奇，就像有什麼新東西出現一樣。案主通常都說不出那是什麼或為什麼會出現，但他們都知道當它被釋放出來後的感覺——清新、美妙，並且非常有生命力。

唯有通過與身體深度溝通，這個魔法才能在案主和治療師雙方的允許下發生。也唯有如此，當事人才能解開情緒上的能量阻結。舊的創傷浮現，然後療癒，接著新的能量開始在身體裡流動並取代舊的能量。

這種療癒方式的祕訣是讓案主的身體連結到「感覺不錯」的感官感受。很重要的是：要創造出一種允許並鼓勵身體感受的氛圍。有些案主會抗拒是因為他們已經和痛苦綁在一起太久，變得離不開它了。在許多家庭中，這些開心的感覺被視為不重要乃至沒人要的。它們或許會被人以不實用或顯得無能的理由而捨棄，但這些快樂、狂喜的感受其實都是我們本性的一部分。

有件事對走上這條療癒之路的人很重要，那就是要瞭解下述這個信念不見得正確──世界上真正有價值的只有受苦或努力工作。我絕不是反對努力工作或勇敢地面對挑戰與困難，這些都是令人欽佩的特質。但若為了不打擾別人或維持賣力工作的形象而限制充滿喜悅的生命能量，只會適得其反並傷害自己。

提供療癒性身體工作的治療師們知道，身體的天性是快樂的，而且這些感官感受是健康與生命力流動的徵兆。

請不要誤會我的意思，案主還是有可能在療癒過程中覺得痛。這可能是身體上或情緒上的痛。然而，藉由克服這個痛，透過與痛連結並感覺它，或許會有一股莫大的喜悅之流在身體裡出現。這個喜悅正是案主的療癒取得某些成果的跡象。

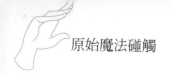

決定有多少能量

在身體裡作用的無意識模式會降低生命能量。我們都習慣不假思索地生活,直到我們生病,或是瞥見了生命能量的潛力。在療癒並將更多能量導入身體後,我們仍會再次陷入那些舊有的模式。有時我們就是無法維持我們正在經驗的新感覺。

故態復萌的原因之一是身體習慣了舊的能量水平。一個對身體覺知程度高的人,往往能量水平也高,但那可能需要一些時間才能達成。因此,瞥見自己的生命潛能往往只是靈光乍現,還需要時間、練習與堅持,人們才能漸漸適應較高的能量水平。

靜心與舞蹈有助於擴展生命能量的容量。如果可以每日進行最好。比如說,在做家務或從事一些日常活動時,留意內在那個微小的聲音:我剛才有沒有忘記我的身體?現在我是否能更深入地覺察我的身體?

我的工作坊和個案有個很重要的目的,就是鼓勵人們擴展自己的身體覺知及生命能量的水平。我鼓勵他們不要因為重蹈覆轍而沮喪,每個人都會如此。然後我會提醒他們繼續回到身體,與自己連結。

靜心與Lovehand™療癒

靜心是這項療癒的主要基礎。在多年的學習與體驗後,靜心為我的生命帶來了深沉的平靜與歸於中心。靜心讓我的心學會敞開與仁慈,而我把提供個案與開工作坊視為仁慈的表現。當然,

我從工作中得到了收入，但最終錢不是最重要的。我信任我自然會得到夠用的錢，至於最重要的，永遠是無條件地敞開我的心。

在每節個案的開始，我會先連結自己的呼吸，之後才開始觀察案主的呼吸。在感覺到我們已經建立起連結後，我才會開始進行第一個溫和的接觸。然後，在整節個案中，我會不斷地觀察自己，看著我的呼吸、能量與情緒的流動。對我來說，透過這些技巧，個案已成為美好的靜心過程。它讓我能夠深入感受案主當下的經驗，同時穿透任何可能發生的情緒表現而歸於中心。

在這個靜心狀態下，有些在一般的意識狀態下不會發生的事就有發生的可能。突然間，我們會直面身體裡的生命之流。伴隨著這份覺知，能量的阻結會在我們更深入探究時浮出水面。當事人會直接經驗到身體的生命之流，而且這個經驗與我們對生命或能量的想法毫無相關。我們的創傷記憶或童年時的傷痛都不再那麼重要了。我們就在當下與自己的身體合一。

整節個案變成靜心意味著我信守承諾，記得歸於中心。或許思緒會來來去去，甚至偶而使我分心，但我始終專注在這個有意識的連結上。若我遵循上述守則，隨之而來的往往是一種獨特的經驗，案主會覺得自己的身體有如一股能量流。這對給予者與接受者雙方來說都是一種靜心。

我想在此提醒讀者，我將介紹一種以身體工作型態呈現的靜心方法。我把它視為一種按摩。人們可以把它當成技巧來學習，因為它會運用推、壓，以及針對特定肌群或內部器官的手法。

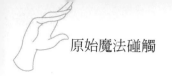

物理與情緒治療

那麼，我要怎麼決定如何治療案主，並確認他們是否只需要物理或情緒上的療癒？

一、情緒連結與釋放

這種療癒對那些已經意識到他們有情緒議題的人很有效。他們也許感覺到內在潛藏著想要被看見與表達的悲傷，又或感到憤怒或恐懼。

有時，案主會說他不知道為什麼來做個案，也不知道他想要什麼。我往往會很清楚地感覺到他們已經準備要連結自己的情緒能量。那麼，我就會建議他們試試這種療程，看看會發生什麼事。我的感覺大多數的時候是對的。淚水和情緒在療程開始不久後就會開始流動。

在支持情緒療法的Lovehand™療程中，重點會放在連結骨盆與腹部。案主在過程中要保持嘴巴張開，讓大量的空氣自由流動。

我之所以會把焦點放在骨盆與腹部，是由於骨盆區內的情緒能量與生存議題有關，也與身體對父母（尤其是母親）給予的安全和支持的記憶有關。如果這個人長期覺得不安全，結果可能就會造成骨盆僵硬，彷彿骨盆學到限制自己的移動是最安全的生存方式。

性是骨盆區的另一個常見議題。它往往不受歡迎且備受壓抑，同時帶著羞愧、恐懼與痛苦的感覺。

腹部（包括橫隔膜）是我們的情緒中心。我們笑或哭、感受同理心與情緒需求的能力都集中在腹部。在很多情形下，這些能量會受到束縛與壓抑。

我們有可能經由案主的呼吸、按摩技巧和穴位，支持他們再度連結到骨盆和腹部，從而有機會釋放並取回這些被遺忘的能量。這種療法具有蛻變生命的潛能。連結並運用身體中的這些能量，是讓生命走向自由和幸福的關鍵。

二、物理治療

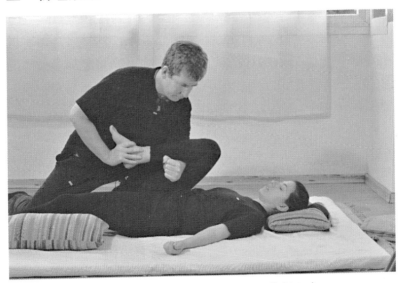

這個泰式按摩的伸展動作拉長了下背部肌肉，
並舒緩了骨盆區與大腿的緊繃。

有些人是因為下背痛、消化不良或內分泌失調等身體問題來找我。儘管這些問題可能源自當事人的情緒因素，但如果這個人還沒準備好或並未提出要求，我不會建議他做情緒個案。

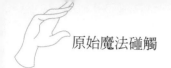

原始魔法碰觸

在某些案例中,我甚至會建議想做情緒療癒的人先做物理治療式的個案。這是因爲我知道這個案主跟自己身體的連結實在太少,還沒準備好療程所需的情緒深度與臨在的能力。或許他們認爲自己知道問題在哪裡,但我看得出他們其實還卡在頭腦和思緒裡,和身體沒有太多連結。

在這種情況下,簡單直接的身體接觸會更有幫助,要他們去連結身體的某些情緒只會帶來困惑。我曾經有很多年處在這種狀態下,所以我很清楚物理治療對一個和身體沒有連結的人有多重要!

Lovehand™療程可以針對身體的需求來工作,方法包括:深層腹部按摩;腹部、骨盆與雙腿的指壓療法;還有各種伸展技巧。透過釋放這些區域的緊繃,可以解決很多與身體核心沒有直接關係的毛病,例如膝蓋問題或是上背部的疼痛。當然,Lovehand™物理療法也可能舒緩甚至解決許多下半身的問題,像是下背痛、髖部痛、消化不良以及生殖系統的問題。

三、放鬆

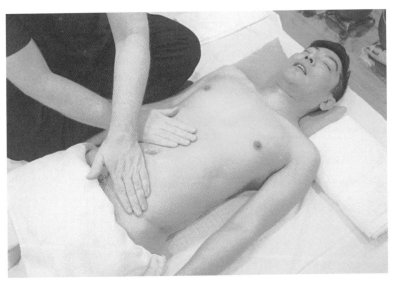

專心、細心地做簡單的腹部按摩會帶來喜悅與放鬆。

創造放鬆的藝術備受忽視。很不幸地，壓力是現代常見的身心副產品。它是很多身體和情緒問題的起因，例如：心臟病、高血壓、沮喪與焦慮，而且以上只是略舉一二。人的接觸與按摩是很棒的減壓方式，並有助於深度放鬆，讓人們獲得有如「寧靜的湖泊」般的經驗。

一般來說，提供這種經驗的人是SPA和按摩店的從業人員。然而，他們很難在這種場所帶給案主比表面上的放鬆更深的體驗。要帶給案主更深的體驗，治療師需要瞭解靜心的藝術。大部分的SPA業者更重視案主的數量和流動率。於是身體工作者只能機械化地按摩，且往往感到相當有壓力。與此同時，在壓力之下，身體工作者大多沒有時間去學靜心，因為他們注重財務上的安

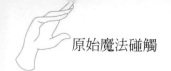

全感多於案主的經驗深度。這些人往往需要盯著時間，即使有個重要的釋放快要發生了，他們也沒辦法多做三十分鐘來支持案主。

治療師若能在應用身體工作技巧的同時，結合堅定不移的靜心態度，就可以把案主帶進那個「寧靜的湖泊」，進入深度放鬆。

把一隻手放在案主的薦骨下方，同時搖晃他的骨盆並進行非侵入性的腹部按摩，是一個用Lovehand™技巧來協助放鬆的例子。這些技巧都是很好的療癒工具，可以用來釋放能量，甚至協助案主預防嚴重的疾病或心理崩潰。

診斷與行動方針

在一節個案的開始一定要先和案主會談，這是很重要的事。

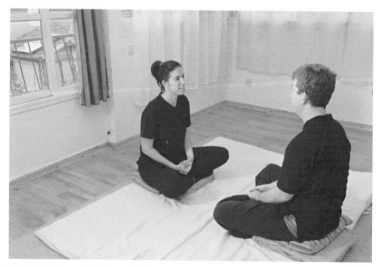

言語溝通可以瞭解案主的情況，也是建立情感連結與信任的時機。

言語溝通有很多目的，它讓我知道這個案主本身是否想連結並釋放情緒，還是只想要做物理治療。情緒治療需要案主具有某種程度的意願，所以確認案主是否有此意願極其重要。他們的意圖可提供我有關他們本身的重要資訊，包括身體和情緒皆然。這也讓我有機會和案主建立起信任感。

在談話告一段落後，我會邀請案主站起來，以便我觀察他們的身體，注意他們的膝蓋是否鎖緊、肩膀是否緊繃。我會檢查一下他們脊椎的排列與形狀，胸部的姿態與肚子的形狀。我也會輕輕地碰觸他們的背部，有時也會摸一下肚子，感覺緊繃的地方。最後我會檢查骨盆，用一個動力測試來確認骨盆放鬆與緊繃的程度。

這個動力測試是輕推案主左右肩膀的前側，看看他們的身體有什麼反應。健康的回應是他們的身體平衡地轉動，彷彿能量從我的手被傳送到地面。假如骨盆區是緊繃的，身體通常就會因此變得僵硬。推肩膀會導致案主重心不穩，有時我必須扶住他們才不至於跌倒。有時有人或許看起來是放鬆的，但當我推其中一邊時，他們的另一邊卻是僵硬的。我還注意到，僵硬也有不同的程度。高度僵硬可能導致諸如背痛或膝蓋痛等骨科問題。

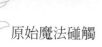

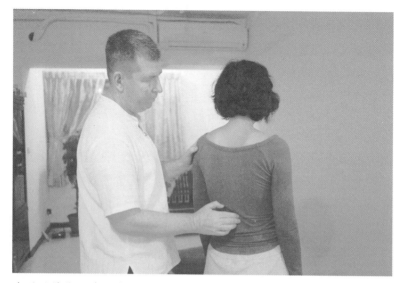

身體的診斷就像偵察工作或說故事，身體會慢慢地揭露本身的祕密與事實。

如果案主的身體告訴我，他們過去可能有過嚴重的情緒創傷，我會告訴他們我所看到的，然後詢問他們是否想要分享曾經發生過的事。我不會強迫任何人進入情緒治療。我相信情緒釋放療程必須等待時機成熟，所以我會去感覺可以在這節個案中和案主走多遠。那個選項往往是物理治療。即使我很清楚那個緊繃源自於情緒，那也沒有關係。他們對身體的覺知或許能夠促進領悟的過程。等到下次見面時，我們或許就能更全面地探索藏在身體裡的情緒能量。

有些時候，我或許會感覺到高度的壓力，並覺得此時對案主最有益的就是讓他體驗深層放鬆。雖然這種壓力源自於情緒，但畢竟不是每個人都準備好去處理那個情緒壓力的肇因。通常最好是從一次滋養、舒服的療程開始，然後案主也許會在未來的

某個時候準備好走得更深。特別是對新案主來說，放鬆、舒服的療程是個不錯的開始，同時我也可以慢慢地建立信任並瞭解這個人。

我會檢查自己對案主的感覺，然後詢問案主我說的話聽起來對不對。如果正確，我們可能就會進行他們最需要及想要的工作。

身體其他的部位

本書多著墨於軀幹下半部或底部的位置。但在這些基本區域工作時，仍須留意全身的情況。這相當重要，因為我們是一個整體。因此，專注於在某個部位工作的同時，還是要注意身體的整體狀況。臉部、肩膀、頸部和胸部都與我們的情緒能量密切相關，並深受我們的狀態影響。

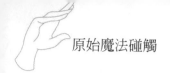

頭部與頸部——放鬆的關鍵

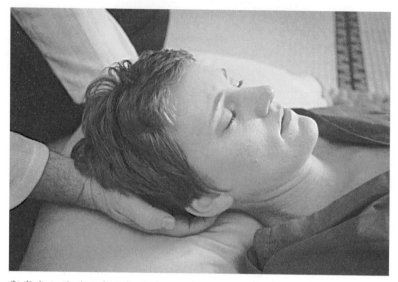

觀察案主的呼吸與他們的呼吸同頻,然後托住後腦勺,

手指按在幾個點上輕輕地往後拉,案主立刻進入深度放鬆。

我總是從接觸頭部來開始一節個案,並在肩膀上方、頸部、頭皮上運用穴位及按摩技巧來放鬆這些區域。

我們的頭部承受了很多壓力,尤其是生活在這個需要處理驚人資訊量的時代。我們的大腦是為了在非洲大草原上生存而演化出來的。那是一種部落的生活經驗,遠比現代都市的生活單純許多,因此我們需要大腦竭盡所能地工作。

我們往往會忘記健康的大腦活動包含的一項重要元素——放鬆。在忙碌的現代社會中,我們被剝奪了大自然所能帶來的放鬆效果,同時也摒棄了一些教我們如何放鬆的傳統。其結果是,頭部或許是身體最有壓力的地方,需要特別的關注,以支持它

恢復本性——也就是回復到預設的平靜狀態。

現代的壓力造成了各種頭痛，這已成為很多人習以為常的毛病。當你的案主患有頭痛時，就不需要從骨盆、腹部或其他情緒區開始個案。使用溫和的按摩及指壓就可以解決許多頭痛問題。

電腦與智慧型手機也是現今生活中很重要的部分。隨著每天使用這些電子設備，很多人逐漸出現「烏龜頸」症狀——頭部長期前傾，頸椎底部向後突出，繃緊的脖子也會造成頭痛與全身的緊張感。

情緒療法——胸腔與呼吸

身為治療師，仔細觀察案主的心與胸口對覺察情緒能量十分重要。雖然我常專注在軀幹的下半部，但也經常需要留意胸腔的區域。很多時候，僅是溫和地把手放在胸部中央，就能把覺知帶到這裡。重要的是，讓案主覺察到他們的心。表達出什麼樣的能量並不重要——不論是悲傷、憤怒，甚至是性欲都無所謂。身為治療師，你要提醒他們的是：愛就在身體裡，也在世界裡。

我多半在胸部採用溫和的手法來支持案主經驗自己的歷程，但指壓手法不受此規則的限制。胸部的某些穴位可能會觸動內在的情緒。比如說，胸骨周圍的區域會特別敏感。在肋骨之間也有幾個穴位，有的位在乳頭下方的經絡上，有的位在胸部兩側的前鋸肌，當你碰觸時會引發強烈的反應。

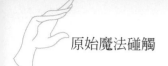

情緒療法——頸部、喉嚨、口腔與眼睛

在情緒能量上工作了一段時間後，來到了情緒能量終於要釋放的時刻。此時，常見案主的身體一面試圖釋放與表達情緒能量，一面又試圖停止。這時就需要治療師介入，協助他們放下內在的抗拒並全然地釋放能量。

這是個有點微妙的工作，因為抗拒並不是「不好」的事，只是因為這個人身處的環境不接受自由的情緒表達，所以他學到這種慣性反應。我們常常會看到他的脖子因為緊張而變得通紅，嘴巴突然閉上不再打開……

釋放往往會伴隨著羞愧感。有個實用的小祕訣是和他們建立眼神交流，邀請他們張開眼睛，然後請他們表達當下有什麼感覺。眼神的接觸可以為案主帶來安全感。

工作坊有助於進行情緒療法

和一群人一起工作特別有助於打開胸腔與橫隔膜區域的情緒。藉由創造某種情境——例如激烈地舞蹈或抖動——可以讓大家在好玩的互動中體驗衝突的能量並打開情緒。同樣的，讓學員兩兩配對，透過眼神注視、帶著愛與覺知的接觸及心對心的分享，也可以碰觸到胸中那股愛的能量。

身體掃瞄

這個強調腹部和骨盆區的身體掃瞄靜心是非常放鬆的。

你可以坐著或躺著做。坐著會增強你的覺察力以及與身體的連結，我建議用這種姿勢開始。躺下則有助於深度放鬆和對潛意識層面的覺察。要注意的是，如果你累了，很可能會在練習時睡著。這也不是一件壞事。

在睡前做這個練習有助於更快入睡，並創造出一種放鬆的身體覺知。這種覺知將伴隨你進入深層睡眠；順利的話，會加深你和身體之間的連結。

閉上眼睛，稍微張開嘴巴。在整個靜心過程中，保持你的嘴巴以這種方式張開。如果你開始感到有點暈眩或煩躁，就閉上嘴巴，繼續用鼻子呼吸。

首先，閉上眼睛。然後用你的內在之眼看著你的呼吸。

它是快的還是慢的？

它去到你身體的哪裡？

胸部？還是腹部？

也許它是深沉的呼吸，一直延伸到骨盆。

就只是向內看，自我描述一下。不需要改變任何事。如果變化自然發生了，那也沒關係。

現在，把注意力轉移到身體上，從你的腳開始。

觀察身體不同的部位，注意你在那裡的感覺如何。

連結那個部位是容易的還是困難的？

你是否發現自己突然迷失在其他無關的思緒裡？

那個地方是否有不愉快的感覺？也許是一種顏色，或升起一種情緒？

就是觀察一下。

沿著雙腿向上，向左和向右移動，直到來到骨盆。

在這裡放慢速度，眞的仔細地感受骨盆區。感受你的身體。臀部靠在椅子、墊子或床墊上，感覺肛門、生殖器。也許你能感覺到你的膀胱，或者，如果你是女性，可能會感覺到子宮。也許你還能感覺到某些肌肉很緊。

現在，看看你是否能連結到骨盆的能量。你有感覺到某種流動嗎？那個感覺好還是不好？還有什麼其他的嗎？比如：顏色、情緒、感官感受？

一旦你覺得夠了，就稍微向上移動，來到腹部。重複上述過程。腹部是情緒能量的中心。花些時間看看你是否能與情緒連結。可能有悲傷或喜悅，也可能有緊張。無論正在發生什麼，就是與它待在一起。

向上移動到橫隔膜。重複這個過程。

在這之後，你可以移動地更快一些。

仍然閉著眼睛，觀察你的胸部、背部、肩膀、手臂、手、脖子、喉嚨、臉和頭部。

花點時間觀察頭腦中的想法。然後，這次要快一點，就像快轉一樣，從你的頭部向下移動，直到你的腳。

慢慢睜開你的眼睛。

靜心結束。

你在這個過程中注意到了什麼？

第二章
Lovehand™身體工作流程

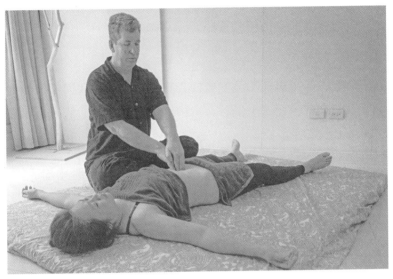

即興發揮不是一種選擇，而是不可或缺的。

這是唯一回應我眼前這個獨特個體的方法。

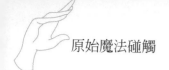

儘管每節個案都有其獨特性，即使案主的需求各異，我仍以相同的程序應對。

不論案主是為了與情緒連結來做個案，還是需要緩解下背部疼痛，或是需要放鬆，這些都沒有關係，我每次都會準確地遵循相同的步驟。然而，在每個步驟當中，都有自由發揮的空間。例如，稱作「頭部按摩和指壓」的步驟可能在時間長度、使用的指壓方式，以及可能使用的其他技巧上會有所不同。

如同爵士樂或中東和印度的古典音樂風格一樣，在遵循嚴謹的結構演奏之餘，音樂家仍可以自由地即興創作。他們知道自己可以變化音階和節奏，但樂曲的結構仍然相同。這也是Lovehand™治療的進行方式。

Lovehand™身體工作的流程

Lovehand™個案實作是在案主躺下，正面朝上時進行。

註：一些骨盆和下背部的物理治療是側躺進行的，但這是前述自由發揮的一部分，不屬於基本流程的框架。

一節個案分為三個部分：

一、訪談、診斷、進行方法的介紹和建立連結。

個人資訊：為案主建立檔案，寫下他們的姓名、性別、年齡。

健康程度：詢問案主目前的健康和身體狀況，是否有我需要知道的醫療狀況？

意圖：詢問案主為什麼來做個案。

身體診斷：請案主以放鬆和自然的方式站起來，大致看一下身體的姿勢。尋找緊繃或不對稱的地方。做一些動力測試以瞭解身體的緊繃程度。問問案主是否注意到你所感知到的問題。

分享：請案主坐下來，利用身體解讀所感知到的訊息，找出案主是否有需要詳細說明的身體或情緒問題。

註：如果身體診斷呈現案主的骨盆區域高度緊張，我會委婉地詢問他們在童年時是否感到「安全」。經歷過身體或情緒虐待的人往往有緊繃的骨盆。你需要注意的是性侵的可能性，因為這是個特別深的創傷。

個案方法介紹：介紹你打算使用的方法和個案目的。

請確定你有說明以下幾點的重要性：
1. 保持嘴巴張開，以及要求案主這樣做的原因（限情緒治療個案）。
2. 內在連結。
3. 允許案主內在發生的任何情況。

靜心體驗：這是我帶領的引導性靜心。通常是在案主還坐著，正式療癒個案開始之前進行。我會要求案主閉上眼睛，嘴巴微張，吸入較平常更多的空氣進入身體中。接著，我邀請他們用內在視覺注意自己的呼吸過程，然後慢慢地掃描身體。從腳開始，向上移動，直到頭部，然後以快轉的方式向下掃描並返回到腳。（對於前來進行純物理治療的案主，我有時會略過**靜心體驗**和**實作個案的準備**。）

實作個案的準備：把案主從短暫的靜心中帶回來，詢問他們感覺如何。在短暫的靜心冥想過程後，有沒有什麼想要分享的？

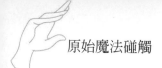

原始魔法碰觸

我會提醒他們在整節個案中保持嘴巴微張，持續向內連結。我會問他們是否想穿著衣服進行個案，或想脫掉衣服，以便能夠直接接觸身體。我會再次提醒案主，允許個案過程中發生的任何情況出現，並鼓勵他們用語言表達任何身體或情緒上的不適。

二、實作療程

敞開、抵達和連結：靜靜地坐在案主的頭部後方。先不做身體接觸，調整好與自己連結，也和案主建立連結。然後接觸雙肩，讓你的手滑向上背部並加以按摩。按摩肩頸，好讓案主放鬆下來。向上移動到頭骨底部，按壓有助放鬆的穴位。按摩頭皮、耳朵，有時候可以加上臉部按摩。

根植大地和放鬆：簡單地按摩雙腳。用手握住雙腳，稍微將雙腿抬離地面，輕拉，與案主的吐氣同步。繼續握住他的雙腳，輕輕地上下左右搖晃，稍微鬆動骨盆。

開始接觸腹部：移動到案主的側邊，重複調整自己的儀式。感受並尊重這個身體神聖的部位。如果這個療程會直接接觸到皮膚，利用小毛巾來保護案主仍穿在身上的衣服。先在自己的手上塗上油，稍微搓一下手，然後才開始碰觸。如果是隔著衣服的療程，感覺到同步後就可以進行接觸。

溫暖腹部的按摩技巧：在這個部位，記得必須按順時鐘方向進行，使用按摩技巧來放鬆和溫暖腹部肌肉。

呼吸擴張（僅用於情緒治療）：將一隻手放在下腹部，輕微接觸恥骨。引導案主感受你的手並「呼吸到手的位置」。然後柔和地推壓恥骨，要求他們將呼吸溫和地擴展到這個區域。引導

他們深呼吸，像吹氣球一樣給腹部充氣，並維持一段時間。提醒他們，在他們小時候可能也會這樣玩。一段時間後，請他們在吐氣的同時發出聲音。有些人很容易就能這樣做，其他人則覺得相當困難。最後，恭喜他們完成了這個練習。不論是否成功地發出聲音，都做得非常好。

生命能量波（僅限情緒療法）：將一隻手放在案主的下腹部，略微接觸恥骨，另一隻手放在胸部中央。詢問案主生命能量流的狀況。手的位置很可能會增加生命能量波，身體甚至可能出現波浪式的移動。

鼓勵案主相信自己的身體，允許正在發生的一切。然後告訴他：「你的身體沉浸在一片巨大的海洋裡，這不是普通的海洋，這是片神奇的生命能量之海。這片海洋的波浪——生命能量的波浪——正通過你張開的嘴巴進入你的喉嚨、胸部、腹部，直到骨盆底部。吐氣的時候，這個波浪會逆向旅行，離開你的身體，並在下一次吸氣時回來。一波生命能量正在穿越你的身體。」

詢問你的案主是否喜歡這種生命能量波的印象和感覺。在大多數情況下，答案是肯定的。如果答案是肯定的，可以向案主保證你會經常回到這個畫面。如果沒有回答，或者是像：「還好，我猜……」這樣的話，要注意可能是出現一些阻力，有一些防衛模式被觸發了。你可以判斷是要再用一次這個技巧或乾脆放棄它，看哪一個對案主有幫助。

骨盆連接和釋放（在一些物理療程中，例如像消化系統問題，可以跳過這一步）：你可能要請案主將臀部稍微抬離墊子，將

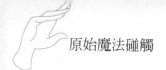

一隻手放到案主的骶骨後方。另一隻手放在下腹部，手的一側可以稍微接觸恥骨。雙手先保持在那裡不動，就像是你在支撐案主的骨盆。

詢問案主這種支撐的感覺好不好。如果答案是否定的，或者沒有回答，案主變得好像有點奇怪，或者他們的身體「凍結」了，就把你的手拿開，輕聲詢問發生了什麼事。

請留意，有些性侵倖存者可能會覺得這種姿勢具有威脅性。在這種情況下，不要試圖鼓勵他們去嘗試。然而，如果他們似乎喜歡這種支持（絕大多數人都喜歡），就可以邀請他們與骨盆連結，就像見到一個很久沒有見面的老朋友一樣。然後用你的手輕輕地搖晃骨盆。大約搖晃三十秒，然後再次靜止不動。

在安靜的情況下，做幾次這樣輕輕搖晃和靜止的循環。

腹部按摩：使用稍微深入的按摩技巧來探索案主的腹部，仍然以順時鐘方向移動，注意腹部有哪些地方感覺受阻。為案主的腹部建立一個心智地圖，記住剛剛感覺到阻結的位置。它是在下腹部恥骨周圍嗎？在髂骨的內側？在肚臍周圍？在橫隔膜上？或許是在腹部的兩側？左邊多一點還是右邊多一點？在繼續進行之前，請確保你能回答所有這些問題。最後，以體驗生命能量波的方式讓療程告一段落。

在腹部和橫隔膜上的穴位：在辨識出緊繃或阻結的主要區域後，選擇正在呼喚你的主要區域。用指尖放鬆而穩定地按壓該處，必要時可以再用力一些。引導案主向內連結此區域。這種壓力應該會讓人覺得不太舒服，但我們的目的是要產生覺知而不是

疼痛。

詢問案主是否留意到任何顏色、能量、形狀、圖像、記憶或情緒，他們也可能只感覺到身體。請案主放心，無論他們體驗到什麼，那都是完美的。如果有情緒或能量想表達，鼓勵案主允許它。同時要不時地回到「生命能量波」體驗。

打開穴位和能量經絡（僅限物理治療）：腹部、下背部、臀部和腿部有不同的穴位，也有不同的經絡。不同的身體問題可以通過不同的按摩技巧打開。請針對案主的問題使用相應的技巧。

指壓按摩胸部（非必選）：在著重連結和釋放情緒的身體工作中，有時需包含在胸部工作，因為許多情緒主要是在胸部被感覺到。胸部、橫隔膜和鎖骨上方有一些穴位，可以在情緒工作上使用。在物理治療按摩中，有時在胸部工作會蠻好的，這樣可以使呼吸更加自由並舒緩緊張感。

結束：用溫暖、放鬆、畫圓的動作完成腹部按摩。請案主回到嘴巴閉起來的狀態，用鼻子正常呼吸。大略地按摩腿部，直到腹股溝。然後用你的體重對股動脈的通道施壓。等待三十至四十五秒後放開。案主將體驗到腿部一陣陣的溫暖，這具有放鬆與根植大地的效果。再按摩腳、手臂和雙手來創造深度的放鬆。最後，把你的手從案主的身體上移開，花上約一分鐘的時間，靜靜地坐著。

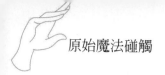

三、結束

回來：對案主說：「請回來，輕輕地張開眼睛。」進行眼神的接觸，詢問他們的情況。

分享：請案主慢慢地坐起來，看看他們是否有什麼需要說的，或者和他們分享有關這次個案的事情或他們本身的情況。也許案主想問問題。

建議未來的活動：向案主建議他們可以如何繼續前進，打開他們的能量，支持自己的健康。有什麼方法可用呢？你可以建議案主從事一些活動，如靜心技巧、瑜伽、彼拉提斯、運動、舞蹈或武術。如果這是案主的第一次個案，而且他也感覺得到支持，可以建議他安排一系列的個案。

注意事項：建議案主多喝水，因為個案可能有排毒效果。建議他們靜靜地待一會兒，不要使用電子產品或開始工作。提醒案主，花點時間來消化個案是件相當重要的事，內在的移動甚至會在個案結束後繼續發生。

道別：如果狀況合宜的話，可以給案主一個擁抱。確保案主有水或茶，並在個案之後有地方坐下來放鬆一會兒。

治療師需要有掌握這些基本流程的能力，以進行專業的個案療程。細心地遵循每項步驟將創造出療癒服務的環境。在這個具支持性的架構下，個案可能相當有深度。

什麼時候不應該使用這個流程？

如果案主最需要的只是全身按摩，有時我就不會逐步執行這套流程。有時只要指壓和按摩頭、臉、腳和雙手，將案主帶入深度放鬆就夠了。另外，在急性疼痛的情況下，案主需要緩解肩膀痛、嚴重的頭痛或下背痛時，我會直接請案主在墊子上躺下，馬上開始工作。

我可以在家人和朋友身上練習嗎？

當然可以，這是一種很好的練習方式。這是很有益的活動，可以使你與所愛的人有寶貴的連結。然而，請不要試圖對家人和朋友做情緒治療。只有接受過Lovehand™完整培訓且經驗豐富的按摩治療師才能進行情緒釋放導向的按摩。

進行完整的流程需要多長時間？

我的療程通常是一個半小時，有需要也可以延長到兩小時。以我的經驗，若要執行完整的流程，一個小時有點太短了。

我可以如何在這個結構中自由發揮？

這有賴於經驗和學習，持續的練習和工作會使你的直覺逐漸茁壯。你可以在本書中找到有關穴位的知識和它們的位置。

每個步驟停留的時間取決於當時案主是否壓力很大，或是卡在心智活動中。在有壓力的情況下，我在頭部和臉部的工作時間會久一點。此外，你還需要決定接觸的力道輕重，這可以透過經驗及言語和非言語的交流來確認。

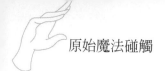

但是要如何在適當時機採取適合的行動，這份能力來自治療師自身的內在過程。你越是敞開，親身經歷過的內在轉變越多，在為他人提供療癒時的覺察力和直覺就越多。

為什麼我應該使用這個流程？

在身體個案的過程中，明確的框架會給予治療師踏實的基礎，使其有所依據。這可以消除猜疑和不確定，並將你的工作提昇到更高的專業水平。當然，由於每個治療師都不盡相同，喜歡的工作方式迥異，這個流程在某些方面不見得適合每個人。但我還是建議，至少在剛開始時，要完全遵循這套流程來練習。一旦你熟悉它了，就能夠輕易地調整。而對初學者來說，還是要儘量遵循這個基本程序。

我確定不參加你的課程也能用這套流程嗎？

我並不介意。歡迎你實驗看看。有經驗的身體工作者都能夠輕易做到。然而，參加課程十分有價值。許多技巧都有無法言傳的一面，需要看我在現場示範。

掌握了流程是否就能成為Lovehand™執業者？

還不行。處理身體問題的能力需要花很多時間學習。情緒問題的處理則更加難以掌握。最好的學習方式就是自己去體驗深度療癒的過程，如此你就會瞭解如何懷著深刻的慈悲和愛來有效地運用技巧。

第三章
穴位

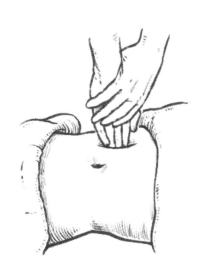

指壓按摩是對特定穴位施加準確、持續和靜止的壓力。它可以像此處所呈現的那樣,用指尖或拇指按壓,甚至也可以用手肘來做。

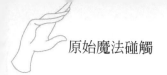

穴位是身體上的一些區域，一旦施加壓力就會產生釋放或治療的效果。一般來說，這種觸碰不僅影響到被按壓的區域，它也對身體和身體能量具有傳導作用。在過去的十年裡，我幾乎每節個案都會用到穴位。應用這種技巧可以支持我達到不同的治療目標——放鬆、物理治療和情緒或能量治療。

用於釋放情緒的穴位

在傳統的中醫和泰醫裡，穴位被視作經絡的啓動線。無論是中醫、泰醫還是西醫，無論採用哪種系統，這些穴位都是有效的。但我想請你暫時把這些知識放在一邊，不是因爲它是錯的，而是因爲你或許會覺得我的方法應用範圍比傳統中醫的固有療法更廣泛。

穴位就像隱藏在身體裡的神奇按鈕。按壓這些按鈕往往會在身體裡引發一些反應，有時是發生在離被按的位置很遠的地方。其效果可能是放鬆、增加血液循環，有時甚至是增加張力，因此在治療過程中也能運用穴位。

當然，情緒問題沒有神奇又快速的解決辦法。對身體上的穴位施壓並不表示憂鬱症、壓抑的憤怒或焦慮等問題可以就此解決。對於已經開始連結體內情緒能量的人來說，應用穴位會有幫助。例如，你注意到案主開始意識到悲傷這個主題。你可以邀請他深呼吸，並且連結到悲傷在身體中的位置。你可以按壓他腹部的某個穴位，藉以支持並協助他專注地覺知正在發生的事。

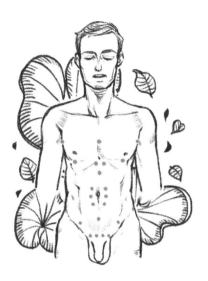

這些穴位能夠支持情緒能量的連結和釋放。

（彩圖見第17頁右上）

與傳統指壓按摩法可能略有差異的是：我按壓的方法有時會令案主的身體感到輕微不適，而亞洲傳統的指壓法其實很痛。我按壓的理由不只是為了清理通道，更是為了鼓勵人們連結身體，進而促進意識的改變。這樣做似乎可以幫助案主集中注意力。不過，你要注意不能太用力，因為這可能會干擾案主向內連結體內情緒能量的細微過程。

連結我們自己的陰暗面未必是件舒服的事，所以案主往往會覺得我製造的輕微疼痛對他們來說是種支持。同樣的，對某些案主而言，輕微的按壓或甚至不按壓就是適當的支持。還有一些人，我會把手從他們身上移開，給他們的內在過程一些空間。還有某些案主可能會覺得輕微的壓力是種干擾。你必須仰賴經

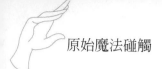

驗和直覺來決定該用多大的力道。我的某些案主則清楚地知道他們想要什麼，並會引導我如何支持他們。

雖然這張地圖顯示了準確的穴位，我仍會邀請你感受並接受直覺的引導，去探索這些穴位附近的區域。然而，有些穴位是相當準確的。例如：恥骨周圍和盆骨內側的穴位與生存、恐懼、焦慮和性欲有關。肚臍周圍的穴位與情感需求、打開情緒、悲傷、興奮，以及與母親的連結有關。橫隔膜周圍的穴位則與憤怒、羞愧和恐懼有關。

同樣地，有時候身體並不總是遵循這個系統。在按壓我確信與悲傷有關的穴位時，也可能有人出現不同的情緒。人類是充滿驚喜的！

當然，情緒上的穴位不只位在腹部，而是遍布全身。舉例來說，胸部和背部就有很多穴位；同樣的，大腿外側及內側也有一些強效的穴位。我十分樂於看到對指壓按摩應用在情緒治療性的身體工作中的科學研究，因為這個方法在我的工作中相當有效。

身體問題的穴位

像情緒問題一樣，有些身體問題可以透過穴位按壓得到幫助。甚至看起來就像治療師在施行奇蹟一樣。只要按下一個點，哇！困擾多年的問題就消失了。

我曾用穴位治療過下背痛、肩胛骨凍結、頸部問題和頭痛。當案主在短短幾分鐘內就擺脫了長期的痛苦時，那驚訝和感激的

表情就是按摩治療師最大的快樂。當然，在其他情況下，療癒並不總是那麼迅速，可能需要多做幾次個案才能舒緩問題。

此外，也有一些情況並不適用指壓療法。

用指壓治療骨盆腔和下背痛

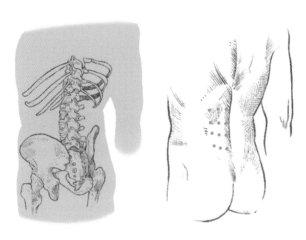

下背部和骨盆上的穴位實例（彩圖見第17頁下）

結合腹部按摩和穴位可以有效治療許多下背部問題。事實上，有時僅靠腹部指壓就足以解決這些問題。如前所述，許多背痛問題源於骨盆問題。然而，治療骨盆並不是件簡單的事。

骨盆由複雜的肌肉、韌帶和筋膜系統組成。如果我們試圖按摩骨盆，只能觸摸到表層。如果治療師從後側著手，則屁股或臀大肌會擋在中間。屁股下層還有更多肌肉，如：梨狀肌、閉孔內肌、提肛肌等。前側則有生殖器和腹股溝，腹股溝內有著敏

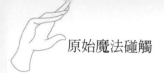

感的淋巴結。骨盆底位在身體深處，靠近私密生殖器的區域，那裡有很多緊繃的張力。那麼，我們要怎麼進入這個由內部肌肉和組織構成的敏感區域來協助釋放？

幸運的是，大自然為我們提供了身體中的神奇按鈕，稱為穴位。有幾個穴位很適合用來讓你的案主放鬆，它們分布在肩部、顱底、頭皮、耳垂、臉部和手掌上。

治療性的泰式穴位

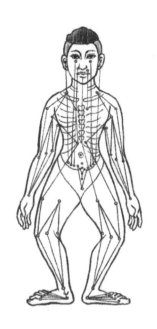

泰國的古書和石刻顯示了穴位和能量線。

泰式按摩引領我進入了泰式指壓的領域。這是一個古老的系統，

起源於曼谷的臥佛寺（Wat Po temple），但現在已經傳播到全世界。在泰式按摩中，有十條能量線或經絡貫穿全身，稱爲十脈（Sen Sib）。Sen是指能量線，Sib在泰語中是指十條。傳統中醫體系認爲有十二條能量線。印度的傳統阿育吠陀醫學則認爲有十四條線，稱爲氣脈（Nadis）。

指壓按摩和科學

西方世界知道穴位，醫學科學認知到它們的存在，但無法解釋它們爲何及如何發揮作用。科學在實證這些神奇按鈕的存在和功效。許多受西式教育的按摩治療師並不熟悉穴位，因爲這不是他們課程的一部分。

有些醫護人員認爲穴位療法之所以成功，只是因爲安慰劑效應——由於患者信任治療師及其運用的體系的權威性，因而引發身體的療癒過程。儘管我不同意按壓穴位只是提供安慰劑的說法，但我仍然對安慰劑效應懷有深深的敬意。信仰的力量的確對我們的幸福感有很大的影響。

我見證過這些特定穴位和經絡深深地影響並療癒了案主。精確的角度和位置可以爲不同的案主帶來明確的結果。我也爲很多朋友處理過不同的身體問題。他們苦於各種毛病，即便他們不相信也不瞭解指壓療法，治療對他們仍然有效。

脖子抽筋、肩膀酸痛、下背痛，甚至腳踝扭傷，都可以通過指壓療法得到幫助，有時甚至可以完全緩解。在此，我指的是減少腳踝的發炎，而不是修補撕裂的韌帶和肌腱；指壓當然無法

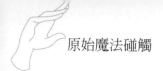

修補其撕裂傷。

有幾本西方導向的按摩師所寫的書曾試圖描繪穴位。其中最著名的是崔維爾、大衛‧西蒙及路易斯‧西蒙（Travell, Simon & Simon）所著的《肌筋膜疼痛和功能障礙》（Myofascial Pain and Dysfunction）。但大多數的執業者都承認對這個主題的研究尚不周延。雖然書本可能是治療師需要的實用參考資料，但更重要的是其敏感度和直覺。

一旦我們踏入情緒身體工作這個被研究得更少的領域，要證明和研究穴位的功效及功能就變得更加複雜而困難。就情緒身體工作來說，療癒要取得成功的關鍵，在於案主對治療師的信任以及治療師和案主間建立的特殊連結。這種親密的連結使我們更加遠離科學研究的世界，要研究像是「愛」及「與源頭連結」這類的治療概念實為一項挑戰！

直覺和穴位按摩

對我來說，僅透過閱讀有關穴位的資料或向老師學習是不夠的，實際感受與穴位相關的一切才能補足不足。我想感受按壓穴位如何影響我身體的能量或案主的能量。我讓感覺引導我，就像第六感一樣。

正確的穴道位置往往感覺像一個硬塊或一條硬硬的線，有時又像一個冰冷的地方或能量黑洞，好像那裡有一種「吸入」的特質，同時又有很強烈的需要。即使我找到了這個點，角度和強

度仍然是問題。往哪個方向？多深？我應該按壓這個點多久？我應該按壓多少次？這些問題都沒有固定的答案。這眞的取決於感覺以及我從對方的身體所得到的回饋。

通常我們需要堅持一下。藉著持續在正確的位置和角度上施壓，可能會有神奇的事發生。當我這樣做時，身體會有點像在跟我對抗，好像在說：「走開！你爲什麼要壓我？」但是過了一會兒，那個點就累了。就好像它意識到對抗沒有意義，而把策略由對抗改爲接受。在那一刻，會發生一些奇特而美好的事情。我正在按壓的組織會突然軟化，有一種實質的溫暖開始流動。感覺好像生命正在回到那裡。這對我來說就是一種收獲，當然對案主也是如此。

有時我對正確的穴位沒有任何感覺。這是一個有趣的情況，因爲我必須面對每個治療師都會問的問題：「現在怎麼辦？」

早期我在當表演默劇和小丑的街頭藝人時，大多數的演出是即興創作。任何即興表演者都知道那種大腦一片空白的可怕時刻——突然間，你完全不知道下一刻該做什麼。而我在多年的表演生涯中學到，這些時刻是變形版的絕妙禮物。我只有一個辦法可以擺脫困境——學會信任和放鬆。只要我放下，就會有一股驅力湧上，擺脫困境的方法會自然地出現在我面前。

在治療師與案主的關係中，情況也很類似。如果我不知道要怎麼辦，或者不知道該按哪裡還是該不該按，我就會靜默一會兒，與案主保持溫和的接觸，等情況逐漸明朗。偶而，我需要按壓的點會呼喚我。有時我也可能會問案主：「你現在身體有什麼感覺？你身體的什麼地方覺得卡住嗎？」這種交流可以使案主

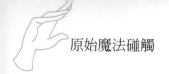 原始魔法碰觸

對自己的治療負起更多責任。這是個案的目的之一。還有些時候，最好的做法就是休息，什麼都不做。有很多事可以在這種有意識的休息中發生！

如果我對某個穴位有某種經驗，比如看到它在身體或情緒上產生某種結果，就會把它記下來。之後，我會在自己或妻子身上確認這個點，同時以它來靜心。我會留意按壓這個特定的點是否會在我身上引發任何情緒反應。如果這個點在治療不同的案主時帶來一致的反應，我就會把它添加到穴位列表中。

超越治療的流程

當案主體內的情緒或生命能量波被激發時，我不見得總是會用同一套穴位療程來處理某種特定狀況。

身體確實有一些常見的緊繃模式，有些專家曾試圖將它們分類。威廉‧賴希（Wilhelm Reich）的《性格分析》（Character Analysis）一書，以及他對不同的身體和情緒類型的探索即是一例。儘管這些分類具有參考價值，但若就此把案主放進先入為主的框架裡，按照固定的流程來進行治療，將是一件非常危險的事；但這種做法非常有吸引力。

因此，我會建議情緒和能量治療師不要走捷徑。要深入地感受案主的狀況，感知他們需要什麼，而不是依賴先入為主的概念。要以偉大的爵士樂手獻身於音樂藝術的赤誠來學習身體工作的即興藝術。這就是神奇的地方。

指壓

這個練習是在自己身上探索及按壓一個穴位。

大轉子是髖關節側面邊緣突起的名稱，在它上方有一個凹陷。

這個區域是一個有效的穴位，影響著許多骨盆肌肉、肌腱和韌帶，包括臀中肌、臀小肌和梨狀肌。

按壓這個穴位的效果之一就是伸展並放鬆上述肌肉。

為了瞭解這個穴位的力量，請側身躺下，將一個小球放在大轉子上方的凹陷處。

你應該會覺得骨盆深處的肌肉有一些感官感受。

像這樣放鬆五到十分鐘。

然後轉到另一側，再次將球放在大轉子上方的凹陷處，同時放鬆五到十分鐘。

完成後，站起來。

你有注意到什麼不同嗎？

在房間裡走一走。

你走路和移動的方式有什麼變化嗎？

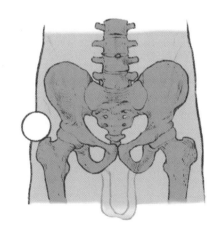

球的位置是在大轉子上方的空隙處

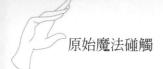

第四章
呼吸與身體工作

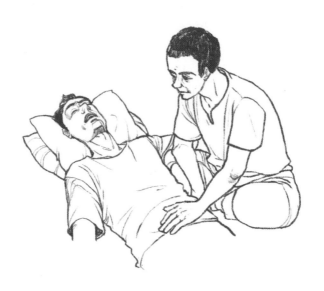

長時間張口呼吸會在體內產生一種生化轉變，讓更多的氧氣進入血
液，腦內啡也釋放到大腦中。

呼吸定義了我們的生命。

在我們出生後，生命開始於第一次的吸氣，結束於死亡時最後的吐氣。深呼吸影響著我們生命的各個面向。身體工作和覺知有助於擴展和釋放呼吸的過程。

呼吸深深地影響著我們對活力和情緒能量的感受。一個人如果自然地以深沉而放鬆的方式呼吸，往往會更有活力，情緒上也更爲自由。因此，呼吸過程可以作爲我們治療的一部分，幫助我們更加瞭解自己的身體和它的能量。

舉例來說，只要我們用非常簡單的步驟向內觀察自己的呼吸，就會發生一些奇妙而不可思議的事情。突然間，我們會注意到呼吸太快或太淺，或是看到吸氣很短，吐氣很長。我們可能留意到自己的呼吸從不曾來到腹部。我們對身體的經驗會因爲這種覺察而發生重大轉變。

由於我們傾向於保持淺淺的呼吸，不去利用它所有的潛能，我們的生命可能也就相應的反映出身體、情感或生命能量的阻礙——內外如一。我的個案或工作坊的目標之一，是讓人們意識到呼吸的過程，以及自己如何透過限制呼吸來限制生命。

覺察並連結呼吸的身體工作

我的每節個案都是從簡短的靜心開始。首先我會觀察自己的呼吸，然後觀察案主的呼吸模式。這種做法在我和案主之間創造出一種奇妙的同步。有時候，我注意到我們的呼吸韻律是一致

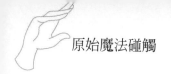

的。其他時候，在我們雙方的呼吸過程之間會有某種關係，可能是我的吸氣與他們的吐氣互相配合。

在整個按摩過程中，我一直都在覺察呼吸，這讓我能與案主深入溝通，更能感受他們的身體，也洞察他們的情緒。同樣的，你的案主也會注意到你存在的品質。保持覺察呼吸是提供優質按摩治療的基本要素之一。

無論提供哪種類型的個案，我總是希望啓動一趟內在的旅程，讓案主與自己身體的呼吸方式深入交流。爲了支持這種對呼吸的覺察，我會邀請案主感受他們的身體，並且是一部分、一部分地感受。隨著這種覺察的加深，案主必然會遇到能量阻結。其跡象包括麻木、易怒或情緒化。認清這些阻結是很重要的第一步，因爲它們指示了如何展開內在成長的途徑。

在進行以建立情緒能量連結爲主的個案時，我會請案主在整節個案中張口呼吸。雖然我不會以同樣的方式呼吸，但仍會與他們保持連結和同步。這樣的個案有不同的發展方式。一種是案主找到日常生活中所沒有的自由與擴展。此時，覺知地呼吸會經由表達和釋放成爲積極的治療——他們可能會哭、打枕頭，或因恐懼而顫抖，並在個案結束時感到平靜與放鬆。

無需藥物的自然恍惚狀態

長時間的張口呼吸會在體內產生生化轉變。更多的氧氣會進入血液，大腦也會釋放腦內啡。這會因人而異，但人們大多會體

驗到一種恍惚的狀態，從而提昇對身體的覺察力。案主往往會在這種狀態下直面自己的情緒模式和能量阻結。這會讓某些人聯想到改變心智的藥物，但我們並未使用藥物，只是藉由呼吸、安全的氛圍及一些身體動作創造出這種狀態。

結合按摩與呼吸療法

通過張口呼吸、按摩和指壓技巧，治療師提供了一個強大的金三角，讓案主主動參與自己的身體工作過程。或者，更準確地說，這個金三角提供案主一個主動但又放鬆的位置，因為案主仍然是接受者。

張口呼吸確實會改變案主對接觸、按壓或伸展的體驗。另外，治療師要持續地覺察案主與特定區域的連結程度，也要不斷地覺察案主呼吸方式的變化。如果呼吸突然變得緩慢，就預示著我們觸發了一個更深的連結和釋放過程。如果案主的呼吸突然變得很淺，則可能是因為他們開始感覺到一些痛苦或可怕的事情。在這種情況下，要告知案主你留意到的事，安撫他們，並選擇是否鼓勵案主深入其中，或者暫時不予理會。

身體和呼吸的敞開

我在個案中會使用不同的方式協助案主放鬆，擴展呼吸並打開身體。其中最重要的方法就是接觸。

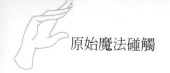

在個案開始的時候，我總是會請案主仰臥，我則將掌心向上，滑到案主的背部下方。一會兒之後，我會移動到他們的腹部旁邊，把一隻手放在他們的下腹部，就在恥骨上方。案主會自動將注意力帶到我的手停留的地方。有了這種覺察，他們的呼吸模式就會改變，通常會變得更放鬆而深沉。

有許多人習慣呼吸到胸腔，但比較建議的方法是呼吸到橫隔膜，讓呼吸來到比較低也比較深的部位；因為呼吸越深，體驗就越深。引導案主將呼吸模式從胸部轉向橫隔膜時，他們會更深入、放鬆，並且馬上感覺到有所不同，而且同時會產生意識的轉變。與這種深呼吸同步，輕晃骨盆並伸展雙腿，將會增加放鬆的效果。同樣的，恥骨周圍、橫隔膜及鎖骨周圍的穴位也可能會有幫助。

我會用口語引導案主做靜心，邀請他們在每次呼吸時「吸入生命能量」。請確保案主沒有過於勉強自己深呼吸。許多人在意識到我的目標是加深呼吸後，會有意無意地開始積極地深呼吸，這會適得其反。我們的目的是鼓勵他們放鬆下來，而不是故意加大呼吸。放鬆地深呼吸會比為達效果而強行呼吸更有效。強迫性的呼吸很累人，人們遲早會回到他們的舊模式。鬆開身體和呼吸不是機械化的行為，也無法被簡化成一件事。它更需要的是忘掉學習而不是學習。自然和自由的呼吸正是我們小時候呼吸的樣子。

在這種放鬆的狀態下，案主的心智就可以自由地以靜心的方式觀察自己的身體及體內的能量流動。當人們充分體驗自己強大的呼吸時，就有很多可能性──他們可以處理身體問題，打開

他們的情緒障礙,或是療癒情感創傷。此外,生命能量在體內自由流動也是一種美好的經驗。

這種體驗或許會使案主心中出現一個疑問:「等等,如果我能在這次個案中如此輕鬆地打開和深呼吸,難道之後的生活不能繼續這樣嗎?」在理想的情況下,案主在個案結束後仍會繼續有意無意地深呼吸,以便尋求幸福的狀態。

連結和加深呼吸的身體工作技巧

一、雙手放在背後

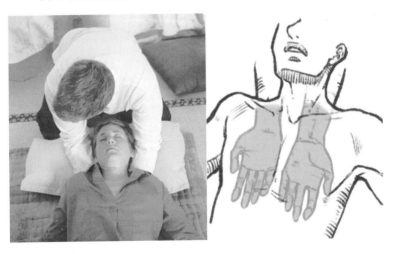

坐在案主的頭部後方,把手伸到他們的背後,讓它們在那裡休息一會兒。然後邀請案主:「感受我的手,呼吸到我手的位置,在我的手裡放鬆下來。」有時候可以讓雙手休息,有時候則做些輕柔的按摩,兩者交替進行。利用案主身體的重量來造成壓

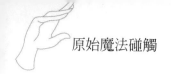

力。從背部中間開始，慢慢地向上移動。這個技巧可以支持案主放鬆地將呼吸擴展到胸部。

二、手放在下腹部

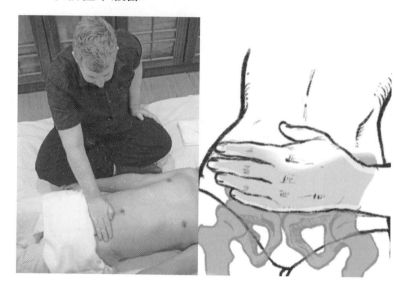

將一隻穩定而放鬆的手放在案主的下腹部，手的一側應略微接觸到恥骨上緣。對案主說：「請讓你的呼吸與我的手相逢。」當案主做到時，要恭喜他們。然後，非常輕柔地往下側向按壓恥骨。對案主說：「這是你的恥骨，請讓你的呼吸來到這裡。」案主的呼吸可能會變得飽滿而深沉。

三、氣球遊戲

這是許多兒童會在自己身上嘗試的遊戲。邀請案主用空氣填滿他們的肚子，把他們的肚子當成大氣球一樣充氣，並且憋住不要吐氣；然後，在吐氣時發出一個可以聽到的聲音，比如：

「啊……」這樣的聲音,並重複五次。這個練習除了幫助擴大呼吸外,還有助於情緒的表達。

四、生命能量之海的波浪

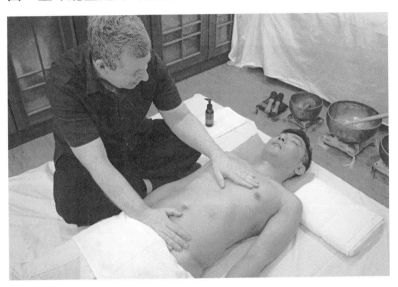

將一隻手放在胸部中間,另一隻手放在下腹部。用話語引導案主想像:「想像你的身體沉浸在海洋中。這不是普通的海洋,而是片神奇的生命能量之海。當你吸氣時,這個生命能量之海的一波浪潮進入你的身體。它進入你的嘴巴、喉嚨、胸部和腹部,一直到達骨盆的最底部。當你吐氣時,波浪會離開你的身體,然後在下一次吸氣時回來。」

和案主確認一下,看看他們是否喜歡這種感覺。它將支持波浪式的深層擴展呼吸。同樣地,將你的雙手放在案主的肋骨下緣。在吐氣的時候,輕輕向內壓。這會提供一種支持的感覺,並有助於呼吸的擴展。

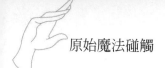

五、呼吸到你的腳

在案主開始自由地深呼吸時使用這個技巧，如此他們可能還可以再擴展一點。請他們曲膝，雙腳踩在墊子上，雙腿與地面大約呈九十度。將你的手放在他們的腳上，請他們呼吸到你手放的位置。這將使他們能夠擴大呼吸，感受到能量在整個身體裡流動。

穴位

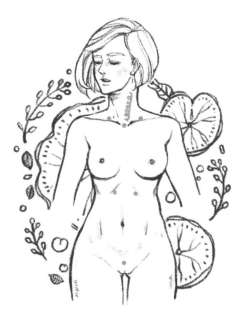

這些穴位可以用來擴展和釋放呼吸的過程

（彩圖見第17頁左上）

鎖骨點──有助於釋放喉嚨和上胸部的阻結。

中央點──在胸骨上方（胸骨柄上方），向骨頭方向按壓該點。不要往下壓，因爲這可能會傷害氣管。要謹愼操作，因爲不正確地按壓中央點會傷害案主的身體。只有在你清楚怎麼做的情況下才按這個穴位。

鎖骨上方──靠近鎖骨上部，大約在中間的位置，按壓斜角肌後方，就在骨頭旁邊。向內和向下按壓。

隔膜點──有助於鬆開橫隔膜和擴大呼吸。這個穴位在劍突到肋骨下緣的三分之一處，大約肋骨下一指寬的地方。當案主在吸氣時向內和向下按壓，感覺就像你在協助肌肉微微伸展一下。

喉嚨──當案主的喉嚨阻結時使用這個技巧。當喉嚨紅腫，身體因爲喉嚨緊繃而試圖打斷呼吸過程時，你就知道這種阻結出現了。要小心操作，不要過於用力地按摩喉嚨，因爲你可能會使案主窒息！硬壓也可能會嚇到案主。所以要細心些，不要按壓中間的部分，避免對氣管施壓。用你的手指和拇指輕輕地按摩喉嚨兩側（在胸鎖乳突肌上），輕輕向上拉動。

──這是一個強烈的點。當案主切斷對骨盆的感覺時，我就會專注在這一區。要小心，因爲這個點的位置接近生殖器官，你不會想要壓到那裡。有些案主會認爲這個點太私密，請用直覺判斷這個穴位是否適合該案主。準確的點位在恥骨中間的空隙處，是髖骨兩個「翅膀」的相接點。要往身體的方向按壓。

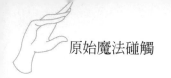

呼吸療法有用嗎？

呼吸療法曾招致種種批評，有些人甚至稱其爲瘋狂療法。我可以證實這種療法確實有點瘋狂，因爲案主可能進入一種現實的異境（alternate state of reality）。這是一種有效的方法，可以打開並喚起被壓抑的情緒，讓當事人面對自己的陰影。在我遇上治療危機時，呼吸療法使我瞭解到我是誰，以及我需要處理哪些議題。此外，它還讓我連結上自己的內在智慧，讓我清楚地打開並療癒那些舊傷。

我曾看過自己和數百人透過這個過程有了轉變。當然，它並不一定對每個人都有效，但任何療法都是如此。至於呼吸療法的危險性之說，可能來自兒童被迫接受治療的事件。這當然很可怕，因爲兒童還沒有準備好接受這種強度。同時，自願的行動和被迫的行動也非常不同。此外，呼吸療法不應該被推薦給任何患有精神疾病的人，因爲它可能會放大嚴重的精神障礙。它也不應該用在任何有生理問題的人身上，因爲他們可能會過度換氣。

就我自己多年的經驗來說，呼吸療法始終帶來正面的體驗。

我的呼吸療法初體驗

我第一次接觸到呼吸療法是在二十多歲的時候。那時我在印度普那的奧修渡假村，當時還叫做奧修社區。我彷彿踏入了一個陌生的世界。

在第一次呼吸治療中，我看到周圍的人在哭、笑、尖叫。這非常奇怪，我記得當時我還在想這到底是怎麼回事。但當我按照治療師的指示張開嘴巴呼吸時，我開始感覺到厚重的能量「毯」籠罩我的身體。我開始移動，並在助教們的鼓勵下放開手腳，表達我所有的感受。我花了一些時間才能放開來，最後終於辦到了。我記得在那之後我覺得很輕鬆，很放鬆，很有活力。彷彿我發現了一種神奇的魔藥！

這種內在工作改變了我。我學會了一種連結自己的新方法。我把不同的心理問題單純地視作卡在我身體不同部位的能量，而呼吸療法可以幫助我接觸那些阻滯並釋放它。我懷疑，當你可以快速有效地使用呼吸療法時，爲什麼還要去看心理醫生？我改變了。我本來一直是個害羞的人，但慢慢地，我在社交中發現了更多外向的品質。此外，我的身體變得更鬆，對性更加敏感。我更容易走出自己的思想，進入寧靜而放鬆的狀態。

提供個案

幾年後，我意識到我想成爲一名治療師，成爲呼吸療法的帶領者，爲人們提供這項對我幫助很大的治療方法。呼吸成爲我工作中一個很重要的部分，我經常使用這種力量來協助我的案主打開。

我依舊熱愛案主在個案過程中轉變的瞬間。有時候他們的抗拒很強，會打哈欠，想睡覺，或是停止張口呼吸，轉而開始談論一些事情。但有時只要稍加鼓勵，他們就會抓到訣竅並開始深

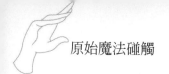

呼吸,建立內在的連結。這對他們的療癒非常有必要。最初,無意識的傾向可能會分散案主的注意力,使其無法與一些有意義的東西建立連結,但突然間,真實的自我會站出來,引導他們來到光明中。

深呼吸時會發生什麼事?

持續地張口呼吸會使血液過度充氧,給神經系統充能。在這種情況下,身體會在某一刻開始覺得充能過度,它必須釋放這些能量。神經系統的充能可以是以淚水、憤怒、顫抖或性興奮的形式出現。或者,在某些情況下,釋放是安靜的,沒有情緒表達。充能的作用就像能量沖刷過我們的系統,所以有些人戲稱呼吸療法為「洗衣機體驗」。

輕度呼吸療法

按照我所描述的方式張口呼吸可能會打開深層的傷口,所以請小心進行。如果你覺得即將遇到對你來說難以承受的能量,或你身邊的人可能無法理解時,請馬上停止,不要再繼續下去。

呼吸療法可以在有經驗的老師照看下安全地練習。

這裡提供的是個「輕簡版」的呼吸療法,你可以自己練習。

舒適地坐著或躺著。

微微張開嘴,觀察你的呼吸過程。

它的速度是快、慢,還是中等?

呼吸實際到達你身體的什麼地方?

人們通常會在胸部和橫隔膜上感覺到自己的呼吸。

有些人的腹部有感覺,有些人則能在骨盆裡感覺到它。

只有非常敏感的人會感覺到腳趾在呼吸時有細微的活動。

其他人則感覺他們的呼吸遍布全身。

只要向自己回報,盡可能誠實地說出你對自己的呼吸的體驗。

你的吸氣和吐氣是怎樣的?

哪一個比較長,哪一個比較短?感覺飽滿或有所保留?

當你向內觀察時,是否感到疼痛或阻礙?

觀察幾分鐘,然後在短暫的休息後,根據這些問題寫一份記錄。

每天做這個練習,持續幾周,注意是否有什麼變化。

這個簡單練習的目的是讓你熟悉自己的呼吸過程,

訓練你去注意和享受呼吸的所有細微之處。

它將幫助你更深刻地與自己連結。

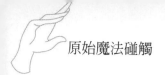

第五章
身體工作與情緒療癒

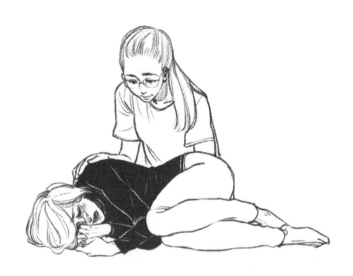

Lovehand™身體工作可以支持案主連結和釋放情緒能量

在深呼吸並連結生命能量之流的同時，接受有愛心且有意識的接觸不但可以深入滋養身心，也能協助我們連結情緒並釋放儲藏的情緒張力。特別是我們的軀幹往往埋藏著大量被封鎖的情緒能量。應用有意識的接觸和張口呼吸或許能夠觸發被壓抑的能量，讓它們浮上檯面。

什麼是情緒

情緒是我們存在的基本要素。我們在受傷哭泣或是被笑話逗笑時會想到情緒這回事。但情緒也會以無聲、隱藏的方式存在。例如，我們在職場上生氣時並不會表現出來，反而會用微笑來掩飾。或者，我們明明在關係中感到沮喪，但因為害怕表現真實的感覺會破壞關係中微妙的平衡，最終只把感覺藏在內心。

我們提到情緒時總覺得它是件麻煩事。「哦，她太情緒化了……」或「他總是很沮喪。」但我們也會在某些情況下爆笑，或任由眼淚滾落臉頰，而這種情緒體驗是積極正向的。無論正向或負向，情緒都是一種人性與自然的現象。

當我談到情緒時，通常指的是情緒能量。我使用這個詞彙不只是為了聽起來很靈性，而是因為我認為情緒是生命能量的表現。在嬰兒時期，我們會全然地揮灑自己的情緒——我們會笑、哭，也會經歷憤怒和發脾氣。嬰兒是如此充滿活力！只是看著寶寶，我們就會被他們身上豐富而純粹的生命能量感動。

然而，我們在孩提時期便瞭解到，並非所有的情緒都被父母接

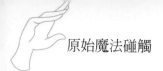

受，所以我們開始控制自己，使自己變得更討父母喜歡，以期得到他們的愛。在這個自我控制的過程中，我們也控制了自己的生命能量，學會只用低於實際潛力的能量來生活。隨著年齡增長，我們相信這就是真實的自己，開始認同自己所創造的人格。

身體和情緒模式間的連結

我們在不知不覺地使用一個複雜的防護系統——保護自己的能量！這個系統不僅是心理性的，還寫在我們的身體裡，讓我們的肌肉和結締組織因此緊繃起來。情緒問題是身體和心智系統的無意識習性。它們可以被視為卡在不同身體部位或心理模式中的能量。

讓我以虛構的人物瑪麗來打個比方——瑪麗總覺得自己很窮，沒有得到生活中應得的東西，以致於過得很可憐。親朋好友都知道瑪麗很難過，覺得不公平。她從小學、中學、大學，直到成為單身的妙齡女郎時都是這樣。她現在已經快四十歲了。有丈夫，有小孩，但仍覺得自己是一個受害者，這個世界對她不公平。她的丈夫有外遇，她的女兒不知感恩，她的父母不理解她的處境。她經常在抱怨，卻也發現許多朋友已經對她失去耐心，不想再聽了。「我真是太慘了……」她總是這樣想。

現在，讓我們先略過她的想法，只觀察她的身體。她的胸部內縮，有點駝背。她的髖部和雙腿在走路時看起來很僵硬，同時臀部似乎有點向前推。她很瘦，但仍有一點小腹。她突出的肚

皮相當硬。她的生理期經常不規律，而且總是很痛。

瑪麗的情緒世界和她的身體之間存在著直接的連結。她真的相信自己處在受害者的地位，所以身體反映了她的信念。事實上，她的整個身體都在參與，一直在演出她生活中的這部情緒電影。

投資自己的情緒模式

我們的情緒模式已成為我們的一部分。我們經由心理和身體上相應的模式來為其注資。這些模式只能生存在我們覺察不到的暗處。看見這些模式雖然會帶來痛苦，但在自我覺察的當下也會帶來解放。

自動化情緒反應與情緒自由

這套系統是我們小時候建立的生存策略，所以在我們成年後已不再適用。我們的感覺和行為往往看似與周遭的現實格格不入，但由於這套模式會自動運作，且被我們視作自己人格中的重要組成，所以它們會維持慣性，妨礙我們做出更適當的回應。

想想那些在任何情況下都習慣生氣的人，還有其他那些總是有點害怕的人。你可能會注意到自己身上的一些特質。發現我們或多或少具有無意識的情緒模式可能有點令人震驚。看到並承認我們被卡住的地方，是解放自己的第一步，也是最重要的一步。

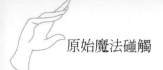

原始魔法碰觸

一個情緒自由的人會笑、會哭、會憤怒，也會感性。一個情緒開放的人將是慷慨的，不是因為他們想取悅他人，而是因為分享自己是件自然、美好的事。這不表示我們一旦擁有情緒自由就會退化，表現出幼稚的行為。我們不會在不高興時倒在地上發脾氣，也不會在饑餓時哭泣。身為成年人，我們會意識到自己的反應並有更多的選擇，而不是像小時候那樣。

為阻結帶來療癒和獲得更多的情緒自由，意味著我們的內心已經長大了。我們已經成熟了，現在我們可以更自在地在生命中流動。這種療癒會將我們從內在束縛中解放出來，因為流動的生命能量會為我們帶來幸福感，而這正是心理和身體健康的根源。

然而，這個過程永遠不會結束。它並不像去參加最後一個工作坊，或接受最後一次個案，然後再也不需要更多的治療。我不確定有哪個人敢聲稱他們的療癒過程已經完成了。真正在發生的是，隨著更多的療癒，有更多美好的生命能量可以使用。我們只需要對自己負責，並好奇地走向內心深處。這個過程更像是游泳課而不是爬山，沒有要到達的峰頂。學完游泳後你會做什麼？你會去游泳。

我們內在的各種保護機制大多是無意識的，所以我們通常不知道該如何面對自己的內在深處，甚至不知道自己還有這樣的深度。我的工作坊和個案的目的，是創造一個讓學員感到安全的環境，好讓他們探索自己的內在世界。我會用呼吸覺察、身體接觸、眼神接觸或語言分享等技巧，來幫助他們進入自己沉睡的能量。幽默感也會有幫助！

一節個案或一個工作坊的目標可以讓你開始你的內在探索，或
為你正在進行的過程提供支持。這種深入的引導可以提供一種
特殊的體驗，讓你短暫地接觸到自己的潛能，嘗到連結自己生
命力的源頭及活在世界上妙不可言的感受——當然，你會覺得
自己脆弱而敏感，但同時也充滿力量與能量。

我如何使用這些原則

在與案主的單獨個案中，我聽到了很多艱困的童年和破碎的關
係，它們最終都成為身體或心理上未滿足的渴望。

有時，我會聽到一個有關生理症狀的故事，訴說著多年來它如
何影響著案主的生活。聽完後，我問：「現在，你在身體的什
麼地方感覺到這一點？」「這一點」可能是悲傷、痛苦、恐懼
或緊張，也可能是熱、冷、麻木、疼痛等身體的感覺。這個問
題往往會令案主有點困惑。他們以為我會多問一些故事的內容，
但我對故事情節並沒有太大的興趣。我感興趣的是這個故事所
代表的能量阻結，或者更精確地說，我對被這個障礙所阻擋的
美好能量感興趣。

這個能量阻結的根源可能來自過去，但它現在在這裡，並且正
在影響著此刻以及案主的生命能量流。因此，我會要求案主連
結他們的身體，並在這麼做的同時找到一股喜悅的能量。一旦
實現了這種能量流動，我就請他們從內部掃描自己的身體，並
注意出現的不同感覺。案主常常很難感受這個過程，所以我們
可能需要在這個部分多加著墨，逐漸打開一個入口。

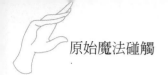

一旦我們意識到自己的人生在某方面如何受到某種阻結的影響，而且至今還在持續影響我們的身體，我們就會獲得一個重要的覺知。這個覺知會幫助我們更直接地處理問題。與其永無止盡地沉浸在無法改變的過去，我們可以透過這種新的治療覺察，轉爲在當下感受自己的身體，而非它多年來的慣性及結果。

神聖的連結

值得一提的是，儘管這種身體工作可以成功地處理各種情緒問題，但這種療癒過程與心理的過程乃至身體心理的（somatic psychological）過程完全不同。情緒療癒、情緒敞開和情緒覺察是神祕而奇妙的事情。主流心理學在這個問題上有許多有價值的研究資料和臨床經驗，但它缺少了對這個美好過程的覺察，它不明白覺察是件神聖的事。對我而言，這種神聖感就像在人們的存在與內心突然升起一簇神祕火焰。

我對心理學懷有無上的敬意，我也知道許多心理諮商師能體會到我在這裡寫的東西，也許他們的案主也有類似的經歷。然而，我正在做的事情不能被稱爲心理學。它是以身體和流經身體的能量爲起點的療癒工作。它有種語言難以形容的獨特魔力，人們需要經驗過才能完全瞭解。

要讓這種魔法生效，就必須與身體深度交流，化解生命能量或情緒能量中的阻結。過去的舊傷將因此浮上水面並獲得療癒，新鮮的能量也將開始流動。其中的奧祕就在於明白情緒不僅是個心理反應，也根植於我們的身體，根植於我們的肌肉、筋膜、

肌腱和韌帶的慣性緊張中。

在個案中會發生什麼事

接觸、呼吸和想像力三者的結合，會在案主的內在創造出意識變換狀態（altered state），並與他們的身體建立緊密的親密連結。

有一點很重要，那就是要確保案主明白，在個案中感到自由並不能一勞永逸地解決問題或阻礙。在他們的頭腦和身體一樣獲得釋放之前，那些問題都有可能再度造訪。因此，個案最重要的作用之一，是讓案主看到他們還有別的路可走。治療師的責任之一，就是鼓勵案主爲自己做點事，示範一些他們可以自己在家中實行的技巧。

我確信我的工作方式具有療癒的潛力，但我並不鼓勵人們盲目地相信我或我的方法。我會爲特定的人提供我認爲可能對他有效的方法，並鼓勵他嘗試。如果這個方法奏效，能夠帶來持久的正面效果，那就太好了，可以繼續使用。如果不奏效，那就不要做了，試試別的方法。

開始一節個案

在每次個案開始時，我都會先進行診斷。我會觀察案主的身體，並經由觀察、輕觸和簡單的動力測試來找出身體的阻結部位。

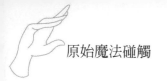

原始魔法碰觸

我還會花時間與案主交談，瞭解他們為什麼來做個案，是否還有其他我需要知道的資訊。

即使我得到了與他們的核心議題相關的明確資訊，通常也不會與他們分享。自我發現的過程相當微妙，我不希望因為使案主相信我說的話而造成干擾。我更喜歡提問而不是下判斷，因為即使我知道答案也無濟於事，這是案主自身的歷程，而不是我的。

如果案主覺得有必要，我會鼓勵他們表達發生了什麼事。我生活在臺灣，在那裡，謹慎通常被視為優良的性格特質。因此，我必須向案主保證，揭露他們內心深處的想法和身體的感覺其實是件好事。

如果我覺得需要特別留意某些資訊，就會在開始身體工作之前問一下。例如，如果案主告訴我，她在童年時受過性侵害，我就需要向她解釋個案過程中可能出現的不同情緒，並鼓勵她在個案中持續表達當下的狀況。對這樣的案主來說，把手放在她的下腹部所帶來的可能不是正向的經驗，反而相當可怕。我需要知道這一點，這樣案主才能接觸到她被封鎖的能量，感覺到被支持，並有一個正向、安全的經驗，而不至進一步受創。

連結的技巧

下述技巧的前提是假設案主的呼吸正在深化和並擴大。

輕輕搖晃腹部——這有助於讓案主鬆開控制，開啟情緒。搖晃

的動作要溫和，但不要輕到讓人發癢。

穴位——在這些穴位上工作的程序，最好是憑著治療師的直覺來做，不要依循固定的流程。圖中所示的穴位相當具有代表性，這些點上的身體張力都有情緒上的根源。在適當的情況下，按壓這些穴位可以支持情緒能量流敞開。

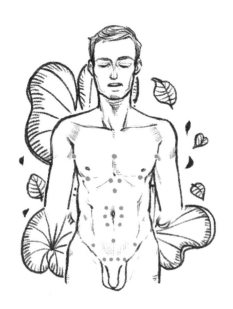

這些穴位可分為四區，各有不同的情緒能量問題。

（彩圖見第17頁右上）

一、**骨盆**——生存的恐懼、性的相關議題、感覺失去連結。

二、**腹部**——與母親有關的情感，像是需要被愛、需要別人祝賀自己達成的成就。另外，悲傷、眼淚、需求、情感上的解離，不太能放鬆玩耍或表現出性感。

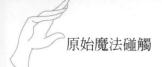

原始魔法碰觸

三、**橫隔膜**——自信的議題、壓抑或衝動的憤怒、缺乏熱情、感覺虛弱、覺得自己是受害者。

四、**胸部**——與愛、親密關係、連結、保護有關的議題。

這些只是一般性的指導方針。請記得，活生生的人往往不會照著書本來！

手放在心的位置——在適當的時機，將手放在心的位置是具有支持性的姿勢，有助於案主信任並沉入自己內在深處。這是一種溫暖人心的接觸。其做法是把手放在心上不動，或是輕輕地按摩，又或輕輕拂過。有時候，用手做點震動的感覺也很好。就是根據你的直覺決定何時和如何應用這種技巧。

手的傳遞——手從下腹部向喉嚨和嘴巴的方向輕輕拂過。這個技巧也可以在身體上方懸空做，不需要實際接觸也有效。它可以鼓勵案主表達並允許生命能量流動。

眼神凝視——在某些情況下，我會要求案主睜開眼睛，與我的眼神接觸。對案主來說，很重要的是能夠被看到，同時感覺到自己正在經歷的過程並未與世界脫節。或者，有時案主可能對浮現的事情感到羞愧，張開眼睛和目光接觸會幫助他們感受到被看見與被尊重，即使他們在那一刻認為那些事情是可恥的。

允許表達——當情緒上來時，它們需要被表達。可能會有眼淚、憤怒、恐懼或情緒性的傷痛。不管是什麼樣的經驗，允許案主表達出來都很好。鼓勵他們大聲哭出來、踢墊子、打枕頭、因恐懼而顫抖。

治療師與案主的關係

打開並療癒情緒問題並非由我來做的，甚至也不是由案主來做的。療癒會發生是因為治療師與案主之間的信任關係讓身心敞開了。這種關係是一種典型的人類連結，早在幾百年前就出現在部落中的薩滿巫醫和病人之間。今天，每當我們去看醫生、心理諮商師或身體治療師時，這種現象也在繼續發生。

學生們經常問我，他們是否可以和朋友或家人一起練習。當然，為媽媽做腹部按摩或對你的好朋友使用釋放能量阻結的技巧並沒有壞處。但是一旦觸及情緒療癒，這對給予者和接受者來說都將是一種混亂的體驗。大多數人對能量療癒根本不熟悉，他們的反應可能剛好適得其反。但最重要的是，這與你和那個人的關係的本質有關。我們與家人會有種種情感糾葛，和朋友之間也一樣，只是程度稍微輕一點。一旦你碰到情緒阻結或體內壓抑的情緒能量，你就會進入一種現實的異境。在那裡，案主會重溫這些情緒。它有可能是眼淚、表現出憤怒、害怕地顫抖，甚至性能量也可能會浮現。

在我們的原型記憶中，薩滿創造了一個神聖空間，專門用於這種內在的相逢。這個神聖空間在日常活動之外，在熟悉的感覺和思維之外。由於有這個神聖空間的存在，非凡的能量蛻變才得以發生。能量療癒已跨出了個性的範疇，人們會覺得療癒的過程有點不尋常，甚至有點神奇。因此，建立一個神聖且受到保護的環境很重要，如此這個魔法才能在其中實現。我會向案主保證，我們之間的治療關係具有保護性及守密性，同時我也會以能量治療師的身分扮演好安全的角色。

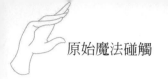

慈悲與治療

任何用心把精神投入這項工作的人都會找到方法。這件事既單純又不容易。我的心在我的人生旅程中經歷了一次蛻變。在我年輕的時候,我最關心的就是我自己,對關心別人沒什麼興趣。隨著靈性不斷成長,我對他人的關懷也愈來愈多。有一段時間,這甚至讓我的心隨著愛與能量而爆發。這份愛令我受到召喚,去和對我的感受有興趣的人分享。

我把這種品質稱為「真正的慈悲」。我認為,如果你沒有連結到這種品質,就不能做這種工作。你根本不可能偽造它,你不是有就是沒有。這種心的品質創造出一種無聲的邀請,讓我們深入、敞開,並加入這個神奇的旅程,探索真正的我們是誰。

有意識的接觸在情緒療癒中的作用

當個案涉及接觸時,這種更深入而親密的連結,會擴大接受者連結情緒能量的能力。但我必須說,接觸有時也會帶來反效果。這取決於給予者的敏感度,能不能直覺地知道他們的接觸和臨在對案主有什麼影響,以及如何做些調整來創造最好的療癒環境。對我來說,這種感覺就好像案主和我的身體彼此相連。在理想上,這種親近的關係會給案主一種支持和保護的感覺,同時也喚醒並加強他們體內流動的生命能量。

治療師有責任藉由觀察案主和自己的呼吸來保持對案主的關注,這個過程會帶出給予者和接受者之間的深度同步。這種同

步會深深地感動人們，有助於情緒連結與釋放的過程。我發現
這個協調同步的過程實在很神奇，在我和案主之間有一些我無
法用言語表達的東西。我總是在個案結束後神清氣爽，彷彿我
自己也接受了一次個案。

情緒療癒的層次

情緒治療的深度有各種層次，最簡單的是化解肚子裡的壓力。
這可以從任何一種SPA中心提供的按摩得到。專注於腹部和骨盆
對於放鬆特別有幫助。腹部按摩帶來的情緒療癒則可能比解除
壓力更有深度。我們的腹部和骨盆中都可能保存著過去深層的
情緒緊張，在治療師進行接觸和使用呼吸技巧時，這些情緒阻
結可能會浮出表面。

舉例來說，珍妮佛（雖然是虛構人物，卻是基於許多真實的案
主而來）的橫隔膜和腹部儲存著大量的緊張。她感到非常憤怒，
但又努力克制。在某次個案中，我使用指壓技巧按壓她身體緊
繃的關鍵部位。在施作的過程中，到了某個點，她就開始釋放。

她放鬆了腹部緊繃的組織，讓能量更自由地移動。突然間，憤
怒湧上心頭。她握緊拳頭，下巴肌肉緊繃，呼吸變得短促，用
力吐氣。我鼓勵她投入這股能量，用拳頭打墊子、罵人、打枕
頭。我邀請她睜開眼睛，享受這股能量，而不是害怕它。她對
憤怒的看法改變了，並體驗到一種對她來說全新的自由。她說
這種感覺非常好。

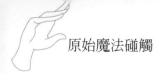

在此之前,她從來沒有表達過憤怒。她害怕這樣可能會傷害別人,或損害她在職場上的地位,也可能破壞家庭關係中的微妙平衡。在按摩室這個特殊環境裡,她有了截然不同的體驗。她在探索如何無害地表達憤怒時感到安全。這件事的影響已超出了個別個案的範圍。她藉此學到了如何用新的方法來處理自己的感受。她說,她會獨自在車裡做鬼臉,或憤怒的胡言亂語,藉此釋放憤怒的情緒。她也可能搥打一個專用的枕頭,以幫助自己釋放。

最重要的是,藉著用有意識且健康的方式表達憤怒,她學會擁有自己的憤怒。憤怒成為一個珍寶,而不是一道詛咒。憤怒將成為她的動力來源,而這是一份禮物。她會知道如何在不造成破壞和傷害的狀況下,成功地使用憤怒的力量。請注意,我並沒有下一個診斷,說她在壓抑憤怒。我不需要這樣做。這件事的發生就是一個清楚的證明。我什麼也沒說,療癒卻發生了。

類似的療癒過程常發生在案主及其長期的情緒痛苦上。不論是被壓抑或否認的憤怒,或是被壓抑和否認的性,我們都為恐懼及恐懼症創造出安全的空間,使其得以改變和療癒。像珍妮佛的案例般深入而強烈的情緒療癒是一個微妙且非凡的事件。我可以為它創造發生的必要條件,但並不表示療癒必然發生。案主需要準備好進入這個能量,而這不是個人的意志或我的願望可以決定的。我邀請它發生,然後就只是等待。

接觸式情緒治療中的作為與無為

Lovehand™情緒治療成功的關鍵之一是「無爲」的觀念。爲了說明這點，讓我們想像有一位名叫傑夫的案主，他正苦於壓力和憂鬱症。無論在身體或情緒上，他都感到腹部緊繃。此外，他還有消化系統的毛病。

當我碰觸傑夫的腹部時，最主要的意圖當然是想幫助他。我能感受到他的身體所經歷過的壓力，因爲我在他的腹部感覺到僵硬的組織。此外，我還能直覺地感受到埋藏在這些區域的情緒能量。如果我試圖緩解這些阻礙，積極地按摩這些區域，我很可能會失敗。事實上，這還可能造成反效果——他的腹部會變得更硬，以抵禦這種不受歡迎的入侵。因此，以正確的態度來對待這類情況很重要。

如果我能在把手放在傑夫的腹部時，放鬆地擔任治療者這個角色，我就會表現出敞開而放鬆的態度。這種態度可以讓傑夫變得夠放鬆，能和自己的身體連結，並感受到自己受阻的能量流。我在不同穴位上施加的壓力也會提供支持，讓他深入地與自己連結。此刻，我的手的功能就像錨一樣，讓傑夫能專注於內在。

無爲不表示一定要用被動或輕柔的方式按摩。有時我會覺得對某位案主的最佳做法，就是動作快一點、用力一點、按壓深一點。但我必須記得保持謙虛的態度，否則就會把自己的看法強加於這個情況。無爲對我來說是很好的學習。它讓我能更深入地瞭解自己。這種深化提高了我的直覺和協助案主與學生的能力。

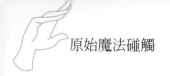

療癒者的角色

到現在爲止，深入理解無爲的概念對我來說仍然是個謙卑的經驗。在這種無爲中，我觀察到一些更深刻的東西。我注意到，當我在個案中覺得自己像一個中空的容器時，似乎會模糊掉我身爲治療師和案主身爲接受者，這兩個角色之間的分野。然而，我在做什麼的定義卻更清晰地出現在我面前。當我沉浸在這份領悟中時，我的心便感到與萬物合一。

我們所有的人際關係都遵循著某種原型——我們以朋友、父母或戀人之姿相互連結，而通常這些關係之間的區別十分清楚。在我的例子中，原型角色是薩滿巫醫和需要療癒的人——就像醫生和病人或按摩師和案主的關係。

然而，醫生遵循的是科學方法，即如何治療某種疾病的固定流程。由於醫療程序是出於實證的診斷方法、處方藥物和治療流程，就算醫生滿腦子都是自己，認同於「治療者」的角色，那也沒有關係。就算他內心在想：「我真是太了不起了。我是一個偉大的醫生。」只要他能正確地進行診斷，開出正確的藥物或進行醫療程序，工作就大功告成了。

處理情緒能量阻結的按摩治療師則非常不同。在此，任何對治療者這個角色的認同都會破壞這個過程。然而，治療者和案主這兩個角色的定義對這個過程是否能成功至關重要。這些定義不是由治療師的頭腦創造的，而應該是自然形成的。心理醫生意識到這種現象，並稱之爲反移情。我可能有意識地決定成爲治療者，但在無意識中，我或許會將原型的關係，如情人、父母或兄弟姐妹投射到案主身上。一旦我內心擺脫了治療者的角

色認同，就比較不會偏離身為治療者的原型角色。

考慮到這些潛在的複雜情況，我發現不被自我主導的唯一方法就是無為。為了盡力成為最好的治療師，我必須放下對治療者這一職位的任何依戀。令人哭笑不得的是，我得說這實在很神奇，因為唯有如此，這種神聖、原型式的人際關係才能夠清晰無染的呈現出來。

請注意，如果你是一個按摩治療師，沒有接受過培訓，也沒有支持案主完成情緒釋放的經驗，請不要試圖帶你的案主完成這樣的旅程。這對案主和你來說都有很多風險。如果情緒宣洩自然發生了，你只需要將你的手從案主身上拿開，臨在，然後等待。當你覺得他們已經完成了自己的過程，就問他們：「我可以繼續嗎？」然後繼續進行按摩。

情緒能量身體工作和主流心理學

身體工作和情緒治療之間的連結並不廣為人知，也不為眾人所接受。我們往往認為情緒治療是在心理診所裡與諮商師交談時所做的事。同時，我們通常把按摩看成是一種放鬆的體驗，有時也把它當成物理治療。但請試著用新的眼光來看待這件事。情緒並非思維觀念。思維觀念和情緒當然有連結，但它們並不一樣。我們當然有一些情緒模式，而且有時是不健康的，但你確定談論它們是理解或覺察它們最好的方式嗎？

心理學肯定占有一席之地，但是否應該由它來主導和壟斷情緒

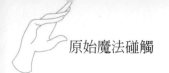

治療呢？儘管情緒是通過我們的思想表現出來的，但它們始終根植於身體。我們主要是在腹部或胸部區域體驗悲傷和難過，而恐懼看似位於骨盆或橫隔膜。

情緒能量的阻斷發生在身體和頭腦中，認爲「一切都在我的腦海中」或「我的大腦控制一切」對我並沒有幫助。那是一種侷限的思考方式，它不允許我與自己連結。分析我的過去和我對某個問題的種種想法只會讓我分心，不去關注眞正的重點——在此時此地感受身體裡的情緒。

我所做的並不是心理治療，但它確實深入靈魂深處，經常引發體內生理與情緒的活動，而且常常經由覺察的奇蹟讓情況變得更清楚。這讓我對社會尋求心理健康的方法感到好奇，如果人們認爲跳舞、在大自然中奔跑、靜心，當然，還有按摩，這些都和看心理師一樣重要，那會怎麼樣？如果按摩治療師、靜心老師和私人教練得到培訓，進而得到社會的認可，成爲情緒問題的治療者，那會怎麼樣？

看看我自己的歷程，情緒的療癒更多是透過身體行動而非心理工作發生的。透過我自己的療癒過程，我發現我經歷了能量療癒和情緒敞開，卻不明白發生了什麼事。我可能會流淚或表達我的憤怒，但並不知道這些被困住的情緒背後有什麼故事。所以我開始想，也許造成這些情緒的故事並不眞的那麼重要。我不是活在過去，我活在此時此刻！我是一個人。不管造成壓抑或痛苦的故事是發生在昨天、在童年早期，還是發生在前世，這都不重要。時間不重要。重要的是，能量開始流動了，就在此時此地，我正在成爲一個更有活力、更快樂、更成熟和更有

意識的人。

就我來說，通常在療癒的釋放發生後幾個月，我的身體學會吸收一點新的能量流後，問題背後的故事或戲劇就會浮現。最終，我會明白爲什麼自己會有這個問題或那個問題。但瞭解這整個故事只是一個最終的註腳。主要的療癒在此之前就發生了，它並不需要語言的介入。

在按摩個案中導入情緒療法

我從來沒有計劃要與情緒能量打交道，我記得我甚至拒絕過成爲處理情緒問題的治療師這個主意。但我對按摩療法感興趣，特別是泰式按摩。一開始，我的個案是純粹的身體工作。在最初的幾年裡，我用按摩來協助人們放鬆。之後，隨著學習和經驗的累積，我開始處理各種生理問題。但是後來發生了一些出乎意料的事。我的某些案主會在個案中開始變得情緒化，有時會以一種不受控制的方式移動。這種類型的釋放在泰式按摩中並不常見。如果我們做得好，它就像雙人瑜伽舞，非常有靜心品質。

而我對情緒表現和能量釋放很熟悉，因爲我曾在印度待過幾年，並在普那的奧修社區經歷過這些過程。這種表現是正向的，同時也爲我帶來十分重要的療癒經驗。這不僅僅發生在我身上，也發生在我身邊的數百位朋友身上。因此，這些經驗讓我學習到宣洩情緒和能量的過程極具價值且值得信任。

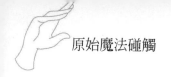

我的泰式按摩朋友中沒有任何人有類似的經歷。他們似乎認為
情緒釋放不屬於正常的療程，在他們身上很少發生。有些執業
者會回報說這類釋放是一種干擾。與此同時，我的案主則一直
有這類反應，而我則加以觀察。我自問：「到底是什麼觸發了
這種反應？是因為我觸碰的部位嗎？還是我創造的整體氛
圍？」我知道在案主的情緒釋放過程中，我的責任是支持他們，
並向他們保證可以信任自己身體的反應。在許多情況下，我發
現當我在腹部施加穩定的壓力時，案主會更加深入，直接連結
到他們的身體和能量。

現今世界中的物理/情緒療法

薩滿巫醫和傳統治療師已經使用這些治療方法幾千年了，這並
不是新鮮事。

十九世紀末，在佛洛依德（Sigmund Freud）的努力之下，心理
治療開始流行。生存在步入工業化的城市中，產生了新的個人
需求和挑戰。因此，我們需要瞭解自己內在世界的新系統，還
有療癒其無數問題的方法。瞭解我們思想的運作方式開始變得
重要，諮商領域也隨之發展。你可以談論你的心魔或任何困擾
你的事。這些類型的治療需要一段時間才能奏效。精神分析學
派發展的初期做過許多試驗，也犯過很多錯誤。

佛洛依德及其學生的倫理守則之一是客觀性。治療師的角色不
用與案主打交道，反之，他要在晤談室裡保持一種鏡子般自然
的存在。這就是為什麼早期這個學派的案主是躺在沙發上，治

療師坐在案主身後，在案主的視野之外傾聽並做記錄。身體接觸是絕對不可能發生的。

佛洛依德有一位學生曾探索過客觀性的邊界，直到完全打破它。威廉‧賴希是身體心理療法之父，也是許多非學術性治療方式的靈感來源。他生於一八九七年三月二十四日，於一九五七年十一月三日過世。他是奧地利人，也是一名醫生。出於對佛洛依德的工作的濃厚興趣，他開始實踐精神分析。他有一些知名著作：《性格分析》（Character Analysis ,1933）、《法西斯主義的大眾心理學》（The Mass Psychology of Fascism ,1933）和《性革命》（The Sexual Revolution,1936）。

賴希是精神病學史上的一位激進份子。他提出了一種稱做肌肉盔甲的理論，將情緒問題與身體中的生理及能量阻結連結起來。他在與病人一起工作時引入了按摩和呼吸療法。他的工作，特別是肌肉盔甲概念影響了許多心理學的新發展，像是：身體心理療法（body psychotherapy）、完形治療法（Gestalt Therapy）、生物能分析（Bioenergetic Analysis）與原始療法（Primal Therapy）。

賴希將我們的生命能量描述爲「高潮」。他將性能量的阻結和壓抑視爲一種疾病，並創造了「性革命」這個詞，在六〇年代影響了歐洲和美國的巨大社會變革。他極具爭議的想法和做法導致他被逐出精神分析派，但他並沒有被威嚇到，仍然繼續從事治療師和科學家的工作。

他以「奧根能量」（orgone energy）一詞而聞名。這與東方的「氣」或「普拉那」（prana）的概念類似。他建造了據說可以

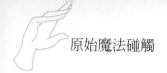

累積這種能量的機器，並聲稱它可以用來治療癌症。不幸的是，奧根理論背後的科學並不完備。美國當局聲稱他是一個精神分裂的偏執狂。最終他因藐視法庭被判處監禁，最後死在監獄裡。他不是一個完美的人，有關他生病的說法可能是真的。然而，他是一個天才，在學術界內外開創了許多情緒和物理治療的形式。

脈動治療

至今仍有許多研究者在繼續進行賴希的治療工作，其中一位是我敬愛的老師阿尼夏・迪倫（Aneesha Dillon）。她根據賴希的工作和奧修的教導修訂了一個名為奧修脈動（Osho Pulsation）的治療系統。它本質上是一種連結身體和呼吸的情緒釋放技巧。接受者進行深呼吸，給予者則使用接觸技巧，鼓勵接受者去體驗，並透過身體動作和聲音表達任何能量。

阿尼夏的工作影響我的生命極深，並對本書所介紹的工作有著重大的貢獻。（更多奧修的教導及靜心技巧與這種身體工作的相關性，請見本書最後一章。）

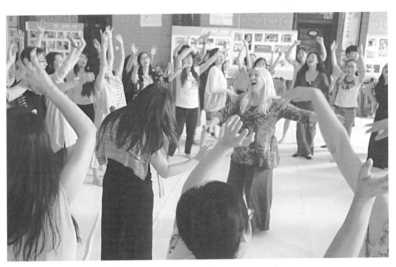

阿尼夏在中國廣州帶領一個工作坊

賴希的情緒盔甲七段系統

賴希解釋，情緒問題不僅僅是心理問題。事實上，正是因為我們周圍的世界太令人痛苦了，特別是在我們童年時期的苦痛促進了情緒問題的產生。因此，我們會透過硬化身體上的一些區域來封閉自己，形成一種保護我們的盔甲。但情緒盔甲是一把雙刃劍，在保護的同時，也切斷了我們的自然活力，切斷了我們的情緒流動性，切斷了我們的性欲，切斷了我們在身體中感受快樂的能力。

賴希引入了一個系統，將這種情緒盔甲描述為一個七段系統。如需更進一步的閱讀資料，請參考賴希的《性格分析》一書和賴希的學生艾倫・洛溫（Alan Lowen）的作品。

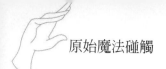

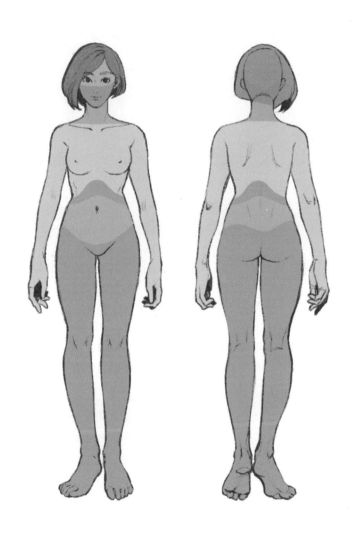

威廉・賴希將身體的情緒盔甲分為七個區段。

每個區段都有不同的特點，可以透過使用特定技巧而受益。

（彩圖見第18頁上）

骨盆區是關於信任和恐懼、與地球的連結、生存和性。在童年時遭遇不安全感的人通常有僵硬的骨盆。

腹部區通常攜帶著連結、需要、哭和笑的情緒自由、感覺（或缺乏）同情和情緒壓力的問題。此外，它還擁有性感和享受快樂的能力。

橫隔膜區有自我控制、憤怒、恐懼的議題。這個區域也和外向、對生活的熱情有關。

胸腔區反映出我們在愛中連結的能力。這個能力十分細緻而脆弱。比如說，如果我們愛，而這愛並不對等，或者這份愛在某種意義上具有破壞性，這裡就會感到封閉和痛苦。

頸椎和口腔部位是我們表達情緒能量的地方。因此，許多人的喉嚨有阻結，並習慣咬緊下巴。

眼部區段包括眼睛和頭骨頂部。我們的眼睛很敏感，常常我們會在那裡受阻。試圖維持防護系統的大腦總在辛勤工作，所以這裡也常有很大的張力，感覺像頭皮緊繃。

我會使用不同的技巧來解決不同區段的阻結。儘管這些區域通常會有我所列出的情緒，但請記得，這只是一張地圖，身體並不總是劃分得很清楚。一個好的治療師要保持一顆敏感的心，不斷地感受當下發生的一切。

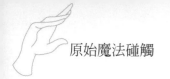

原始魔法碰觸

如何保持情緒健康

情緒健康不僅是建立內在的連結及打開體內阻結的情緒能量。情緒健康取決於健康的關係、人與人之間的連結，以及給予和接受愛的藝術。它是一個不斷學習和發現的過程。

我們所有人都會偶爾遇到黑暗的時刻。這些黑暗時期可能是發生自我修復的重要時刻。要始終記得這個簡單的真理——為了保持自己的情緒健康，請走入大自然，讓身體動一動，並與朋友和家人連結。要吃多樣化、天然且營養的食物。多喝水。不要迴避探索你的陰暗面，我們都有黑暗的一面。敞開並探索，這樣你就能療癒。要注意你的成癮或自我毀滅傾向，它們都在訴說著深層的需求、無意識的痛苦與恐懼。給自己一個機會去處理你的恐懼和痛苦，並找到一種更健康的方式來關注自己黑暗的部分。與你的身體保持連結，同時重視人類的接觸所具有的療癒品質。

112

連結和觀察

舒適地坐著。

閉上眼睛。

微微張開嘴巴。

觀察你的呼吸幾分鐘，然後將注意力轉移到身體上。

不需要專注於身體的特定部位。

只要用一種沒有目的、放鬆的方式連結和觀察你的身體。

當你掃描和連結時，注意身體裡感到不適的區域，或許那裡感到疼痛、寒冷或沉重。

讓你的注意力集中在這個區域，持續幾分鐘，或看你想待多久都可以。

和那個特定的區域保持連結時，嘴巴仍然是張開的，自由地呼吸。當你繼續連結時，可能會注意到更多的細節。

這個區域的感覺如何？

有沒有個形狀？描述一下。

也許是一種煩人的鈍痛，或是一種刺痛？

這個區域是否有凍結的感覺？

現在，注意能量如何在那裡移動，因為你的注意力正在那裡。

它是否以鋸齒狀的方式移動，或者是波浪狀的？

或是別的方式？

現在，留意那裡有沒有顏色。

注意看那個顏色，當你開始注意它的時候，它可能會改變。

在連結這個區域時，注意有沒有任何圖像或短片出現在腦海中。

只要留意它，讓它發生，不需要做任何事情。

注意是否有任何與那個區域相關的情緒。

如果什麼都沒有出現，不要擔心。

如果你連結到某種情緒，就讓它發生。

或許你會流淚，會憤怒、恐懼，或有別的感覺。

就是允許這個感覺浮現，給自己一些時間來體驗。

這個過程很難計時，但要給自己一些不受打擾的時間。

比如至少半個小時。

最後，當你覺得完成後，躺下來，靜靜地放鬆，至少五分鐘。

做完這個練習後，請喝很多水，照顧好自己。

你可能會感到有點脆弱，所以要適切地安排你的活動。

第六章
骨盆區

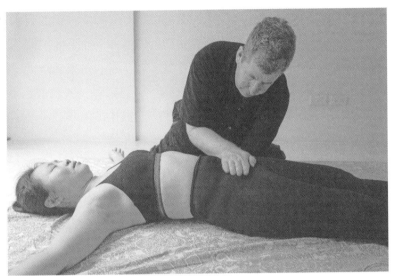

骨盆是我們生命力的基礎，也是我們與大地能量的連結。

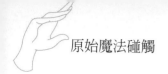

骨盆是我們意識中的一個黑洞

大多數人沒事時並不常想到骨盆區。它位在我們身體的中央，其中藏有很多緊繃的張力。事實上，它這麼容易被忽視還真是令人驚訝。

這種緊張會導致生理、情緒和能量上的問題。然而，如果我要你向內看一會兒，試著連結你的骨盆，找出那裡的緊繃，你可能沒那麼容易做到。不過舞者（並非所有的舞者，我就曾治療過幾個相當解離的芭蕾舞者）和修習中國武術的人例外，對他們來說，覺察骨盆對他們的技能表現來說非常重要。

醫生、護士和其他瞭解人體解剖學的人顯然知道骨盆的位置及其意義與重要性，卻往往對它與身心健康的關係視而不見。儘管骨盆往往正是導致心理和身體問題的原因，這個緊繃的部位卻依然為人所漠視。

對骨盆的覺察

在本書中，覺察指的並非用頭腦來瞭解人體解剖學知識。它指的是在當下憑藉內在的眼睛來連結身體的能力。人們大多很容易覺察自己的手、皮膚上的感覺，或任何身體上的不適或疼痛。但還有些靜心活動可以幫助你加深並擴展對自己身體的覺察。

舉例來說，如果我請一個人留意他緊張的肩膀，並讓它們放鬆一點，他或許能辦到。但若我注意到案主骨盆區的緊張，我不能只是叫他們放鬆骨盆。案主可能對自己習慣性地繃緊骨盆毫

無所覺，更別提要知道怎麼放鬆它了。

我曾在中國為一位年輕女性做過一次個案。她受過高等教育，非常聰明，當時正在攻讀博士學位。我在檢查她的身體時注意到她的骨盆非常緊繃。於是我就告訴她，她的骨盆是緊繃的。她說：「什麼是骨盆？」她英文說得很好，我以為她會知道這個字，所以我有點驚訝她居然不懂。於是我把這個字翻譯成中文。她很困惑地說：「是的，我知道這個字，但它到底在身體的什麼位置？」我必須指給她看。她很驚訝自己從未把身體的這個部分當回事。

許多人都有同樣的想法。這顯示出在現在世界中，對身體的麻木不仁是多麼普遍的情況。為什麼我們不再覺察到自己的身體？是不是因為我們的注意力都集中在如何應付現代生活的壓力？如果你從事極需燒腦的工作，切斷與骨盆區的連結會給頭腦帶來更多能量。但是這種切斷、自我施行的麻醉，會讓我們的身體、生命能量和我們的整個生命為此付出很高的代價。

骨盆緊繃是許多生理問題的根源

骨盆的緊繃會使身體僵硬。你無法在骨盆緊繃的情況下優雅地跳舞。我們通常感覺不到骨盆的緊繃，而是覺得身體其他部位在緊繃。骨盆的功能是脊椎和上半身的基座。因此，背痛問題往往起源於骨盆的僵硬。如果這個基座是緊繃的，不能配合身體持續自然地改變姿勢，背部肌肉就必須隨之繃緊來代償。當這種狀況成為習慣時，下背痛和其他生理問題就會隨之而來。

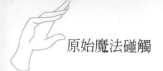

骨盆應該是一個極其靈活的部位，因爲它對我們大部分的動作都有反應——走路、跑步、跳躍、攀爬、在不平坦的地面上移動和以不同的姿勢坐著。然而，由於我們絕大多數人的骨盆都有某種程度的僵硬，所以我們的背部不得不進行代償。不僅是背部，就連膝關節的毛病、踝關節疼痛和腹部問題也往往是骨盆區缺乏流動的結果。

骨盆緊張的情緒根源

如果我們把骨盆視爲一個生命能量中心，它就是我們的活力和連結大地能量的基礎。藉由骨盆，身體學會信任我們與地球的連結。在嬰兒時期，我們學習如何應對重力，如何匍匐前進、行走、奔跑和遊戲。我們學會信任周遭的環境，信任我們的父母會養育並保護我們。不幸的是，當然也有很多不盡如意的情況。

當骨盆中的情緒能量受阻時，多半與生存有關，與父母（特別是母親）提供的安全和支持留在身體中的原始記憶有關。如果有人長期缺乏安全感，他的骨盆就可能受到影響而變得僵硬，彷彿骨盆認爲限制活動能夠帶來安全感一樣。

只要看看玩耍的孩子，你就能夠理解能量。看看他，感受一下這個小傢伙有多少生命能量！留意他移動骨盆的方式是多麼的自由快樂。你能像這樣移動嗎？你能感覺到身體裡有那麼多玩耍的快樂嗎？如果答案是否定的，是什麼原因造成這種結果呢？

診斷骨盆緊繃

為了診斷一個案主，我會請他們站起來，讓我觀察他們的身體。我會注意骨盆的姿勢，同時進行動力測試，看看它放鬆或僵硬的程度。如果它是僵硬的，我會請他們坐下來休息一會兒。然後我會詢問他們在童年是否感到安全。這個問題常常會讓骨盆僵硬的案主落淚。他們會告訴我，的確，他們沒有安全感。

當然，骨盆僵硬也可能純粹只是生理問題。有些人也許遭遇過意外事故，有些人則可能接受過抑制骨盆活動的肢體訓練。比如古典芭蕾的訓練就是一個例子。同時我也遇過練氣功的人相信應該要限制骨盆的移動範圍。

在某些情況下，可能骨盆相當靈活，但案主仍有與骨盆相關的情緒能量問題。然而，在大多數情況下，情緒能量的阻結會以身體僵硬的方式呈現。

原始的骨盆印記

在嬰兒時期，我們迫切地需要感受父母的支持和愛。這種愛對我們自然發育非常重要。如果沒有這種愛的支持，例如：媽媽和爸爸經常吵架，或者父母經常不在身邊，或者本應保護嬰兒的人做出虐待孩子的行為，嬰兒就會產生很深的恐懼，並將之儲存在身體裡。嬰兒並不明白是客觀環境使父母做出這些行為。他的心智能力尚不足以理解：「他們其實是好人，他們在盡力而為。」只會感覺到基本需求未獲滿足所造成的痛苦和恐懼。

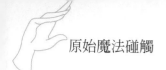

千萬不要低估基本需求得不到滿足的創傷，因爲嬰兒會怕自己因此死掉。如果嬰兒經常經歷這類可怕的情況，骨盆的緊張和收縮就會慢慢變成習慣性的僵硬。嬰兒養成這種僵硬的習慣總是有原因的。骨盆受到約束就代表孩子不會那麼好動，也不那麼愛惹麻煩，這會讓父母覺得好過一點。

嬰兒就像需要呼吸般需要父母的愛，特別是母親的愛。一個具有生存恐懼的嬰兒會做盡一切，好讓自己感覺到愛和安全。然後嬰兒長成一個年輕的女人。這個年輕人已經不再需要幼年時因害怕需求得不到滿足而養成的策略，但習慣已經養成了。這些模式依然儲存在她的身體裡。因此，這個年輕人會繼續以可預測，而且會傷害自己的方式行事。

這是件令人痛苦的事，所以它會被排除到意識層面之外，並出人意料地在人們不知不覺中發生作用。如同暗黑傀儡師在不爲人知的暗處操縱一切那樣，她的骨盆會下意識地避免疼痛，而這會使她總是出現某種動作或做出某些行爲。

也許笑得太多會使她的身體從內部打開，所以務必要避免。結果就是這個女人變成了一位年輕而嚴肅的淑女。也許自由地跳舞會帶來危險、不舒服的感覺，所以我們可以理解爲什麼她只上了幾節騷莎舞（salsa）課就放棄了。儘管她在那裡遇到了一個神祕英俊的年輕人，兩人之間有種特殊的連結。

假設這位年輕女性（我以女性角色爲例，但當然也同樣適用於男性）有興趣掙脫支配她生活的侷限模式。在這種情況下，她將不得不進行一場連結骨盆的偉大冒險。

以下是我協助這種重新連結的治療方法。

選擇一種治療方法——物理方法

首先，重要的是看看案主對深入治療過程有多大的意願。有些人來找我只是因為他們有背痛或其他身體不適。因此，儘管我可能看到他們的身體記錄著整個人生能量受限的故事，但他們不是來做情緒療癒的個案，他們來是因為想讓自己的身體感覺更好。對於這種類型的案主，我採用物理治療式的按摩。

即使我看到他們身體裡的僵化固著，也不會自認：「我比你更清楚，現在就是解決問題的好時機。」從身體層面開始很好。不是每個人都準備好深入內在去面對童年創傷。我知道自己過去就有很多年並未準備好面對童年創傷。

那麼，要怎麼協助痛苦的案主呢？我開發了一種有助於覺察並放鬆骨盆的技巧。我會做給案主看，並鼓勵他們每天練習。

由於直接與骨盆連結可能很困難，所以我會讓它間接地發生。我發展出一種方法來覺察骨盆和腳的連結。我會先請案主移動並旋轉骨盆一會兒，讓這個區域稍微放鬆一點。之後我會請案主閉上眼睛，注意他們的腳；留意他們腳下的溫度、與地面接觸的感覺等等。接下來，我請案主注意他們的體重落在腳上的感覺。是在前面多一點還是後面多一點？是在左腳多一點還是右腳多一點？在腳的內側較多或外側較多？然後，我會請案主睜開眼睛，和我一起探索骨盆的移動如何影響腳上感覺到的重

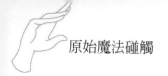

原始魔法碰觸

量。骨盆向前，腳上的重量也會前移；骨盆向兩側，重量也會相應地輪流轉移到不同的腳上。雖然這些動作蠻簡單的，但有意識地進行會讓我們覺察到這些通常是自主性的身體功能。

接下來，我會請案主閉上眼睛，繼續溫和地移動骨盆，以便探索骨盆和腳之間的連結。我請他們輕鬆地留意內在的感覺怎麼樣。一旦我看到案主對這種探索感到自在，就會請他們為這個遊戲增加目標。我會請他們試著在腳上創造出「均衡」的感覺，讓身體的重量或多或少平均地分布在雙腳上。一旦他們覺得完成了配重，我就會請他們睜開眼睛，讓我再做一次骨盆僵硬度的動力測試。

在大多數情況下，案主會驚訝地發現，他們的骨盆重新變靈活了，他們可以自在而舒適地紮根在地板上。有些案主還覺得自己好像突然變成了功夫高手。因此，這個簡單的練習可以讓案主注意到身體各部位間自然的連結。

這種技巧對那些有骨盆相關問題的案主非常有效。許多案主回報說他們的症狀得到了改善。雖然教這個練習需要大約十五分鐘，但做這個練習只需要半分鐘左右。它會促使身體重新整合，變得更健康、姿勢更挺拔，而且骨盆也會放鬆。

當我在這類案主的身體上工作時，通常會使用泰式按摩，因為它靜心且優雅，有如給予者和接受者之間的舞蹈。這種型式的療癒藝術具有放鬆的療效；而當我開啟能量線，接觸並按壓穴位，或運用治療性的伸展技巧時，它們也有很好的治療效果。這些方法可以解決各種身體問題，對於打開和放鬆骨盆尤佳。

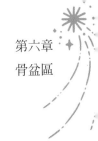

對臀部疼痛及腿部放射痛（坐骨神經痛）的有效技巧

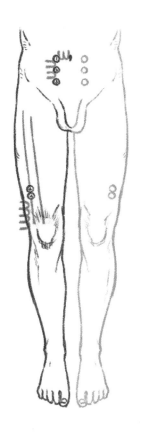
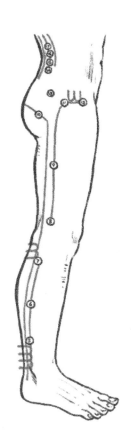

從1開始，按照數字順序在每個穴位上按壓至少十秒鐘。若要更詳細地瞭解這種治療方法，請參考曼谷臥佛寺泰式按摩學校（Wat Po Thai Massage school）和諾姆・泰羅爾（Noam Tyroler）的書《治療骨科疾病的泰式指壓法》（Thai Acupressure for Orthopedic Disorders）。（彩圖見第18頁下）

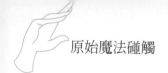

選擇一種治療方法──情緒能量法

另一種類型的案主已覺察到或正開始覺察骨盆緊繃的情緒根源。對於這類案主，我的治療策略將有所不同。我為這些案主設定的工作目標是擴展他們對自己身體的整體認識，特別是針對骨盆區。我希望案主能夠達到與自己的骨盆完全連結的狀態。

有骨盆問題的人很可能有困難向內連結他們的骨盆。因此，第一步就是讓案主意識到這個盲點。對案主來說，這麼大一片身體區域，感覺起來居然像……一片空白?!案主會想，好像有什麼不太對勁。此時案主通常會開始對這種麻木的原因感到好奇，進而萌生探索自我療癒動力的念頭。

透過引導式的呼吸、有意識的接觸技巧和圖像式的引導，案主會開始進入狀況，得以覺察骨盆的狀態。一旦這種覺察發生，當事人一方面會感到強烈的喜悅和歡愉，另一方面又會出現痛苦、恐懼、羞愧和沒有價值的感覺。當這些感覺出現時，它們最好能夠被擁有、被感受、被表達出來，甚至還能夠被釋放掉。因此，假設我的案主願意與他們的情緒能量或生命能量連結，我就可以來做一節以深化連結為目標的個案。

如果案主說他們感到生存恐懼，或感覺與他們的生命力失聯，或正在經歷與性有關的情緒痛苦，我就知道他們已經準備好接受這樣的個案。在任何情況下，我都會確認他們是否願意接受這類治療。如果他們願意，我就會說明個案過程中會發生什麼。

當個案程序來到體驗的部分時，首先我會要求案主閉上眼睛。然後，我會引導他們進行第一章末尾所述的身體掃描靜心。出

於懷疑骨盆區有阻結的緣故，我會要求案主在那裡多停留一會兒，試著真正去感受和連結。

然後我會請案主仰躺（如果他們還沒有躺下的話）並放鬆，繼續連結身體中出現的感覺或情緒。我會要求案主張開嘴巴，並且維持嘴巴張開到個案結束。我會向他們解釋，這樣可以讓更多的空氣進入身體，進而促進生命能量的流動。

接下來要用到一些放鬆身體，特別是骨盆區的技巧，像是輕輕地搖晃案主的腿部。然後再稍微按摩一下腹部。為了讓案主與自己的骨盆建立連結，我會放一隻手在他們的下腹部，就在恥骨上方。然後要求案主感受我的手，讓呼吸一路來到我的手放的位置。如果可能的話，甚至可以讓呼吸再往下，來到恥骨或生殖器官的區域。

此時可能出現一些情緒或身體的反應，比如顫抖。我會請案主留意正在發生的事，並且允許它發生。眼淚或恐懼也可能會出現。在某些情況下，性能量會上升，而這很可能會引發羞愧甚至憤怒。所有這些感覺在個案室裡都是被允許的，我總是鼓勵案主去表達並擁有它們，把它們當成自己整個人最珍貴的部分。

為了協助案主連結骨盆，我會把一隻手放在他的骶骨下方，另一隻手放在他的下腹部，正好在恥骨上方，以便用雙手托住他的骨盆。有時我會輕柔地搖晃，有時則靜止不動，如此交替進行。大多數案主發覺這種技巧非常具有支持作用。但如果案主曾遭受性侵，我會謹慎考慮是否要用這個技巧，因為它可能引發強烈的恐懼和憤怒。這對案主來說是一種傷害，而不是支持。

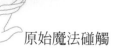

我的原則是——不僅針對性侵受害者，而是對每個案主——無論你做什麼，都應該（而且感覺上也是）為案主帶來支持。如果有絲毫的不確定，就要立刻停止。當案主在連結到恐懼的同時也感受到支持，會和單純感到害怕的情況完全不同。這正是療癒和再度受創之間的區別。治療師需要非常清楚這兩種情況。

骨盆釋放的身體工作技巧——僵化的情緒根源

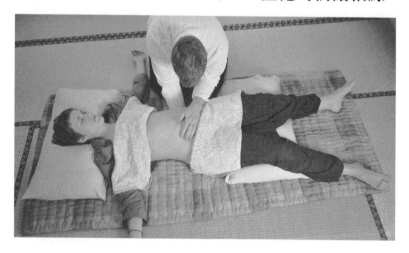

這種技巧支持情緒的連結及釋放骨盆的能量。

下方的手掌心向上，放在案主的骶骨下面。

上方的手放在下腹部，手的一側微微碰到恥骨。

一定要問案主是否覺得這個姿勢有支持作用。

為了提供最深入的連結，有時靜止，有時輕晃，兩者交替進行。

如果案主看起來建立了很深的連結，就讓你的手靜止和放鬆，鼓勵案主信任正在發生的一切。

其他連結骨盆和釋放的技巧

移動骨盆——如果你覺得案主的骨盆中鎖著大量的能量,你可以請他屈膝,將腳踩在地板上,開始讓骨盆上下捲動,動作最好與呼吸同步。吸氣,往下。吐氣,往上。如果案主對此感到困惑,告訴他們不要擔心。有些人覺得這個動作很難,有些人則會做過頭。請案主放鬆,這樣就不會覺得這個動作很費力。同時也向那些覺得困難的人保證,就算只是小小的動作也可以。

彈跳和扭動——有些情況需要更強的動作。你可以請案主扭動骨盆,或讓骨盆在墊子上下彈跳。

穴位

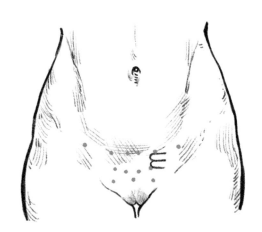

穴位位置:

下面的三個點:正中間的點位在恥骨上,左右兩個點位在恥骨的兩側。

中列:有四個點,位於恥骨上緣。

上列:位於恥骨上方兩指寬的地方。

按壓穴位有助於打開與骨盆相連的情緒能量通道。

(彩圖見第19頁上)

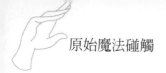
骨盆的解剖結構

骨盆是雙腿與軀幹相連的地方,對我們移動、平衡及維繫身體結構的能力極為重要。它由複雜的骨骼、肌肉、神經、韌帶和肌腱系統組成。它對我們走路和跑步的方式具有關鍵作用。幾乎所有身體的動作都與我們的核心有某種連結。對於學習武術、舞蹈和絕大部分運動的人來說,這種覺察相當關鍵。

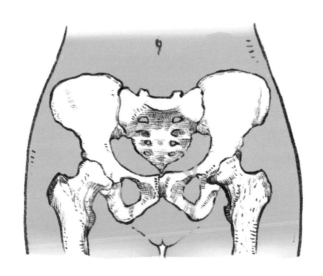

髖骨是我們身體中央的支撐性結構。骨盆區包含髂骨、恥骨、坐骨、薦骨和股骨關節。

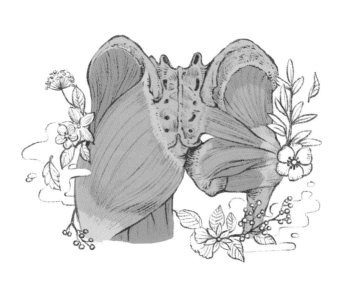

骨盆的肌肉結構是一個精緻、複雜且多層的系統。

（彩圖見第19頁中）

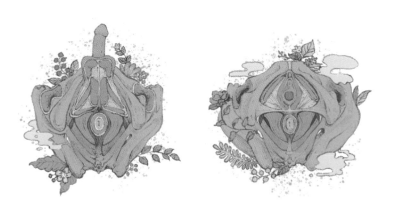

男性（左）和女性（右）的骨盆底部是不同的。

（彩圖見第19頁下）

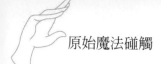

原始魔法碰觸

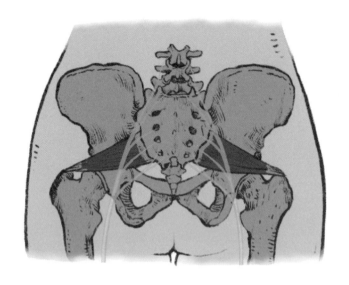

坐骨神經始於脊椎下部，經骨盆進入腿部。（彩圖見第20頁中）
此神經通過梨狀肌（三角形，較深色塊）下方。
因此，這塊肌肉的緊繃可能造成骨盆區及腿部的疼痛。

骨盆是泌尿系統和消化系統的最終出口。因此，這個區域在我
們的意識中經常受到壓抑，因為我們不樂意去細想這些骯髒的
通道，而身體正是藉此排除它不想要的「臭東西」。然而，這
些功能正維繫著我們的生命，它們是我們重要的組成。

我們正是經由骨盆這個部位來到世界上，從此開始這場名為生
命的冒險。它支持著男性和女性的性生殖器官。

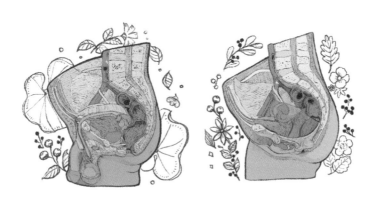

男性（左）和女性（右）的骨盆區是不同的。（彩圖見第20頁下）
不僅是生殖器官的結構，還有骨盆的結構也不同。
對於女性來說，這個結構的設計是為了讓嬰兒從母親的子宮中出生。

骨盆腔的物理治療
——醫學與Lovehand™身體工作的比較

醫學界主要關注的是急性問題。與骨盆腔有關的醫療問題可能
是膀胱炎、尿路感染和骨盆腔鬆弛（都是女性典型的問題）或
鼠蹊部疝氣（在男性中更常見）。本書並非用來處理這些問題。
如果你正苦於這些問題，請尋求醫療協助。我相信，這些問題
是長期忽視與不覺知的後果，可以藉著覺察、內在連結和運動
來預防。

本書描述的治療程序大多是這些情況的預防措施。然而，利用
指壓、伸展、按摩技巧，甚至只是輕輕地搖晃或觸碰，有時即
可緩解骨科疾病，像是坐骨神經痛和僵硬，也有助於解決生理

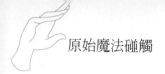

痛和荷爾蒙失衡的狀況。

在許多情況下，骨盆的問題是內隱的。有些人的骨盆區可能一直都非常緊繃，他們卻一無所覺。他們可能有注意到其他的問題，像是膝蓋痛或背部酸痛，而這些其實都源於骨盆的僵硬。在這種情況下，我需要用實例向案主說明爲什麼這個問題源於骨盆。只要做一些動力測試，我就可以向案主證明他們的骨盆有多靈活或多僵硬。

對於大多數骨科醫生來說，習慣性的緊繃不一定是個需要治療的問題。他們當然知道放鬆才是骨盆的健康狀態，放鬆是我們身體動作敏捷和流暢的一大關鍵，但醫學界的特性使得醫生只治療急性病症。

一旦疼痛開始造成困擾，或在移動骨盆時感到劇烈的收縮，人們就會去看醫生。下背痛連帶著臀部疼痛是個相當常見的問題；坐骨神經痛亦然，其症狀通常是臀部和腿部兩側感覺疼痛。

骨盆的常見問題

導致骨盆區僵硬的原因往往與情緒造成的長期緊繃有關。然而，事故和疾病也會導致骨盆區的僵硬。影響特別大的是，許多人的生活型態需要長時間久坐，這是一個很不健康的習慣，對我們骨盆的組織來說更是如此。

臀部重擊地面後常會出現尾骨斷裂的情況。尾骨的位置是向內捲曲的，無法像固定手臂那樣固定它。常見的情況是，尾骨癒

合的形狀是扭曲的，如此反而造成附近的肌肉、肌腱和韌帶的緊繃。在某些情況下，按摩技巧可以減少緊繃。

疝氣是一個常見的問題，特別是在男性中。更嚴重的男性特有疾病是前列腺癌。

老年人特別常見的問題是髖關節嚴重磨損而需更換。我認爲髖關節變形的根源是情緒緊張。雖然這種說法沒有科學證據，但根據我的經驗，這種說法是準確的。不管這個觀點對不對，一旦關節受損，情緒能量工作無法修復物理上的磨損，只能尋求醫療處遇。

骨盆區中常見與情緒有關的身體問題包括：

下背大肌緊繃——這是一個常見的問題。在某些情況下，它與情緒無關，而是長期久坐的習慣所致。在這種情況下，搭配運用輔助伸展的泰式按摩、彼拉提斯和瑜伽等物理治療方法，即可提供很大的幫助。下背大肌緊繃會讓人感覺下背部緊繃，造成平衡問題和全身僵硬，特別影響我們向前傾斜的能力。

梨狀肌緊繃——這束肌肉可協助髖骨向外旋，位於臀大肌下方。這個區域的緊繃可能相當惱人，嚴重時還會造成疼痛。這束肌肉也會壓迫通過其下的坐骨神經，並引起腿部疼痛。即使可以用伸展技巧和指壓按摩釋放緊繃，長時間久坐還是對這個組織有害。

骨盆底問題——男女兩性這裡的肌肉結構不同。女性往往更容易出現身體問題，特別是在產後。

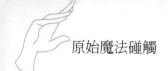

在我看來，這三個身體問題似乎都隱藏著高張的情緒。骨盆中的慣性恐懼導致肌肉無法自由運作。舉例來說，想想幼年曾遭暴力對待的狗是什麼樣子。牠常常會夾著尾巴，下背部和骨盆看起來有種奇怪的僵硬感。從這個角度來說，我們與動物並沒有很大的差別。

同樣的，這也不是科學，因為醫學界並未從情緒的角度來看待這些問題。但是探索過自己身心內在世界的人就知道，要打開骨盆區的話，情緒釋放是必須的。一般來說，緊繃往往有情緒上的原因，輔助伸展、彼拉提斯或瑜伽的幫助有限。人們還必須開放意識，去覺察骨盆中習慣性的情緒固著。他們需要深入探索隱藏在組織中的情緒陰影。

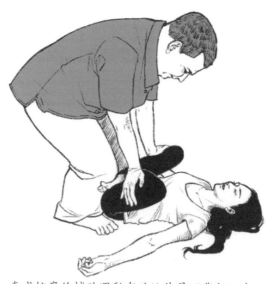

泰式按摩的輔助運動有助於伸展下背部肌肉。

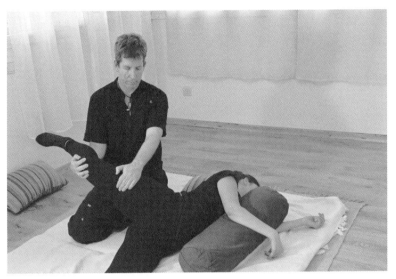

泰式按摩的伸展動作可以釋放梨狀肌的緊張。

骨盆連結與釋放

骨盆自然的狀態就是生命力具體的展現。它顯得充滿信任、感覺腳踏實地、能夠健康地表現出與性有關的特質,同時充滿了活力。但當這些能量受阻時,它就可能出現相反的特徵。我們無法信任,反而感到恐懼和焦慮;我們不覺得踏實,反而好像漫步在雲端,經驗到疏離感;我們的性能量不健康,反而讓我們經歷到壓抑、羞愧、驚嚇和扭曲。與此同時,我們會有自我毀滅的傾向,覺得憂鬱,常態性的能量低落,缺少喜悅的生命活力。

從骨盆著手來進行情緒療癒有時就像煉金術一樣。我們正在接觸所謂負面的感覺,像是恐懼。我們正在連結自己的性能量,

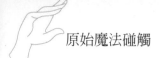

而我們當中有許多人會把它視為一種陰暗或不受歡迎的衝動。透過去接觸並學習擁有和愛這些所謂的負面能量，我們可以將之蛻變成積極、振奮的喜樂之流。能量並沒有變。變的是我們。

在工作坊中，我會用一些活動來帶我們回頭連結骨盆，以及它多元化的特質和能量。

在課堂上，我會提醒學員骨盆擁有玩樂的特質。「動動你的屁股！」（move your ass）許多DJ想鼓動人群熱舞和慶祝的時候超愛這麼說。這是我們最原始的喜悅和慶祝的表現！

我會用肚皮舞活動來讓學生連結到自己的骨盆，而我們（包括男性）都很神奇地變成了具有異國風情的肚皮舞者。

我也會請大家想像自己在參加好玩的相撲訓練營，最後要以相撲對抗賽作為結束。此外，生物能練習和跳舞的音樂也具有激發骨盆動作的特性。我會將這些高能量的活動與靜默的時刻結合起來。在安靜的時候，我會請學生閉上眼睛，向內連結自己的骨盆以及其中充沛的能量和喜悅。

性

骨盆是我們性器官的家。後面我會用一整章來探討性與性能量這個重要議題，因為它值得更深入的探索。

骨盆讓我們想到性感魅力和性衝動。即使在古代，女神寬闊的臀部也象徵著生育能力。當然，骨盆還有其他與性無關的功能，

但它總是具備讓性能量流動的潛力。當我在骨盆區工作時，案主有可能會出現性衝動，性能量開始流動。這會讓許多按摩治療師感到害怕，並且有可能跨越專業的界限。如果性能量出現，我會向案主說明這沒什麼不對，這是身體健康且正常的反應。

我不贊成壓抑，而且我知道性方面的表達可能是骨盆療癒過程的一部分。它應該被視為人性中珍貴的一部分，並得到歡迎、許可和承認。但請勿將這項資訊當作惡行的藉口。這對案主來說是敏感而神聖的時刻，誤用它就是犯罪。只有當治療師和案主的角色完全清楚時，這種療癒的表現才會發生。當然，治療師和案主之間必須關係分明。治療師不應該與案主發生戀情或性關係。

就情緒而言，往往會有所謂陰暗的情緒直接連結到骨盆與性。許多人經驗到羞愧、悲傷、恐懼和憤怒就住在骨盆裡，只要性能量一啟動就會被觸發。這些陰暗的情緒應該被接受、傾聽和表達。在這種陰暗的背後，健康的性能量正展現出它的天性——單純、愛玩、充滿了光，而且非常強大。

女性的骨盆

女性經常會碰到更多有關骨盆的問題。女性生殖系統的複雜性包括：每月的荷爾蒙與生理變化、細微但對她們影響甚巨的荷爾蒙平衡、懷孕和分娩等等。這些都是女性專屬的。

從生理上來說，女性典型的骨盆問題包括：生理痛、月經周期

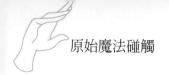

不規則、子宮和子宮頸腫瘤以及子宮移位。男性和女性的肌肉和骨骼結構不同，所以需要用不同的方法來治療女性的骨盆區。婦女在產後可能會發生子宮下垂和失禁的情形，還有一些比較是情緒或心理性的問題。

在許多文化中，女人的性世世代代都不受到尊重。她們往往是性侵的受害者。幾乎全世界的女人都曾接收到這樣的訊息：她的性是骯髒、不道德或可恥的。有些女性學會用性來做為服務和安撫丈夫的方式，且更將之視為沉重的責任，完全不知道自然的性能量流動有帶來喜悅的潛力。這些態度造成了女性與自己的身體切斷連結的現象。許多女性即使在努力嘗試後，還是無法連結到自己的骨盆。

對女性來說，回來擁有自己的骨盆是一段史詩般的旅程。這也許並不容易，但卻是許多女性在靈魂中感受到的召喚。Lovehand™身體工作可為各種女性的骨盆問題提供療癒。個案本身可能就是幫助女性重新連結並擁有自己的骨盆的寶貴經驗。它也可以使女性意識到她有自我修復的責任。

有許多練習可以從生理上來強化骨盆。例如，彼拉提斯練習可以加強核心肌群和骨盆底。凱格爾運動（Kegel exercise）對於讓陰道壁變得柔韌及強化骨盆底很有幫助。但女性需要先覺察到這些情況，才會有動力開始做這些練習。此外，肚皮舞也是一項有助於重新連結骨盆的極佳活動。在這個古老的舞蹈中，女性化的動作以及一群女性朋友的支持可能造就寶貴的療癒之旅。

女性還有更多可以重新連結骨盆的方法。她的骨盆區是生命能

量的基礎，所以重要的是要正視痛苦和羞愧的心理創傷，讓它們來到表層，感受並療癒它們。如此一來，女人可以意識到她的性是一種珍貴而神聖的現象，並學會以喜悅的方式與自己連結，而無需仰賴男人。

男性的骨盆

男人學到的是將骨盆當成身體上有功能的一個部位。大多數的男性都切斷了對骨盆的覺察。根據我的經驗，男性的骨盆僵硬比女性更普遍。

由於解剖學上的差異，腹股溝疝氣是男性常見的疾病。男性腹股溝區的肌肉會構成一個通道讓血管經過睪丸。如果這個狹窄的通道出現習慣性的組織緊繃，或許當事人還超重，就有可能發生腹股溝疝氣。另一個男性常見的骨盆生理問題是前列腺癌。這在老年人中更為常見，它是僅次於肺癌的第二大常見癌症類型。依我看，前列腺按摩這種有點爭議的技法是預防這種不幸疾病的好方法。

練武術的男性通常對自己的骨盆很有覺知，也很清楚它對動作的重要性，但除了身體動能方面的作用外，他們很有可能與骨盆的能量毫無連繫。

從性方面來講，男人的能量是向外的，總是在催促著要釋放。所有男性都能感受到的這股壓力正是我們傳宗接代的原因。所以，如果男性讀者讀到了這段話，請不要感到不好意思。也許

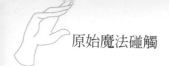

正因爲性在全世界都是禁忌，男人的性行爲才會有時變得粗暴與變態。

男人可以與他們的性能量有很深的連結，並將它從肉慾的本能衝動蛻變爲不同的能量，而這個能量會賦予男性力量，將男人蛻變成很棒的情人，同時也成爲快樂又精力充沛的人。祕訣就在於與骨盆深入連結，接受骨盆的能量，並學會將能量與身體的其他部分連結起來。

骨盆和腳的連結

如前所述，人們大多沒有意識到骨盆的緊繃。

我可以要你把注意力轉向肩膀並讓它們放鬆，或是要你對膝蓋做同樣的事，而你可以很輕鬆地鬆開這些地方。

骨盆卻很獨特，大多數人都無法直接連結到骨盆的慣性緊繃，更別說要釋放緊繃了。但這其實是有方法的，儘管不太直接。由於骨盆與腿部直接相連，我們可以喚醒對骨盆和雙腳間部位的覺知。一旦骨盆僵化，這種連結通常就會消失。透過重新連結這兩個部位，我們可以讓骨盆想起它在身體動作中的功能；為此，我們要敏感地留意到腳的姿勢，跟隨它移動。一旦這項提示開始作用，療癒過程便將隨之發生，骨盆將慢慢恢復原本的靈活性。

我建議你在早上要開始這一天的活動前做這個練習，只要花幾分鐘就好。你需要赤腳、穿著舒適寬鬆的衣服做這個練習。

站起來，以順時鐘方向旋轉骨盆區，然後再逆時鐘旋轉。

前後動一動，再左右動一動。儘量只動骨盆區，肩膀保持不動。

幾分鐘後，當你覺得這個區域有點溫暖起來，或許還有點釋放時，就站著不動，閉上你的眼睛。

現在，注意你的腳。

它們感覺如何？容易連結到腳嗎？它們的溫度如何？感覺好還是不好？左邊和右邊有什麼不同？

給自己一點時間作答。不需要改變任何事。

現在，注意你的體重在腳上分布的方式。

哪一邊比較重？左腳還是右腳？腳的重量落在腳尖還是腳跟？
重量在腳的內側或外側（前面或後面）？

同樣的，給自己一點時間回答上述問題。無需改變任何情況。

現在，試著用移動骨盆來改變重心。

確保你的肩膀是相對靜止的，用骨盆來做這些動作。

向前移動骨盆。現在體重在哪裡？（應該在腳前面，在腳趾上。）

向後移動你的屁股。現在怎麼樣？（重量應該在你的腳跟。）

也嘗試向兩側移動，以X和O的姿勢打開和合攏雙腿。

繼續探索骨盆和雙腳之間的連結，玩一玩。

嘗試大幅度的動作，也嘗試細微的動作。

熟悉骨盆和腳之間的連接後，移動骨盆，調整你的姿勢，為雙
腳找到平衡，讓左右兩腳的前後、內外的重量都是平均的。

這應該會造成雙腳穩定且輕鬆地踩在地上的感覺。

你會感覺更穩定，彷彿身體突然長出看不見的根深入大地。

也許你會注意到有新的能量在體內萌芽。

好好享受這種感覺。

你的骨盆會透過這個過程放鬆。

輕輕地在房間裡走動，瞭解骨盆的移動方式以及骨盆如何連結
到腳部。

當你回去從事日常活動時，這個練習將被遺忘，舊的習慣也許
會再回來。沒關係。你已經讓身體稍微體驗到什麼是能量和連
結，而且感覺很好。你的身體會尋求這種感覺。如果你持續三
十天進行這項練習，情況將會改變。即使你不刻意追求，身體
也會開始自己去尋找更健康的姿勢。

這是種超棒的感覺！

連接到骨盆中的生命能量

在地上放個墊子，放鬆地躺下來。

稍微張開嘴巴，膝蓋屈起，好讓腳底踩在地上。

感受你的骨盆，左右滾一滾，扭一扭，還有上下動一動。

在做這些動作時，讓自己發出一些聲音。

閉上眼睛，看看能不能從內在來感知。

你能感受到屁股在墊子上的感覺嗎？或是感覺到生殖器的感覺？也許有些輕微的疼痛感正在吸引你的注意力。

現在，試著以輕鬆的方式再深入一些。

你能感覺到生命能量正在那裡流動嗎？

也許你還注意到一些情緒。

配合著呼吸，非常輕柔地活動你的骨盆。吐氣時把它往前捲上來，並在吸氣時往後捲下去。讓這個動作自在而輕柔。

看看這個移動是否能幫助你連結到骨盆的能量。

也許你會注意到有些東西卡在那裡：冷漠、恐懼、痛苦，或者就是一般卡住的感覺。覺察它。

如果它準備好了，就讓它稍微融化一點。

這種體驗有可能會變得更強烈。如果這對你和你所處的空間都沒問題的話，就繼續探索；但若你經驗到自己還沒準備去面對的感覺，那就閉上嘴巴，停下骨盆的動作。之後再向經驗豐富，能夠帶你深入探索的治療師尋求支持。

像這樣做大約二十鐘，當你覺得夠了，就慢慢停止骨盆的移動，閉上嘴巴，把腿伸直放平，放鬆地躺五分鐘。

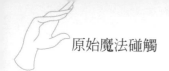

第七章
下腹部與肚子的按摩

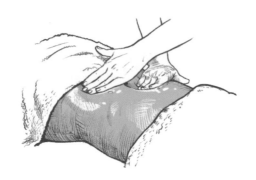

腹部是我們情緒能量的中心，

有意識的接觸會支持與這區深層且神聖的連結。

看看你的身體。它的中心在哪裡？

當我們還是在子宮裡的胎兒時，我們透過臍帶與媽媽相連，臍帶是我們肚子的中心。當我們吃東西時，食物在消化系統中進行處理。當我們笑的時候，我們在享受「捧腹大笑」。當我們哭泣時，肚子會上下起伏。當女性懷孕時，胎兒是在子宮裡成長。這不僅關乎身體，在這裡也有很多能量。

事實上，腹部是我們生命能量的中心。當這個中心敞開與流動時，我們會感到精力充沛、快樂、好玩甚至是性感。

親愛的讀者，請花點時間確認一下你自己的腹部，它是否快樂、放鬆且散發出滋潤的生命能量？如果是，那就太好了，因為這就是生命本來該有的樣子。

但事情也常常會出錯，我們的肚子可能會感到疼痛和緊繃，而非洋溢著豐沛的能量。我們常常覺得那裡少了點什麼，好像有個黑洞需要些什麼，而我們不確定怎麼樣才能緩解這種焦心的感覺。

我們可能會試圖用情緒性進食或其他成癮行為來緩解它，但這些代償行為無法觸及核心問題，所以反而會使我們的狀況變得更糟。

有很多人苦於消化系統的問題，也有很多女性有生理痛、荷爾蒙失調和其他婦科問題。我們往往因為害怕情緒的驚人力量而呼吸短淺，沒有讓空氣完全活化我們的腹部。

腹部按摩是個可以讓我們滋養並連結腹部及其能量的方法。當

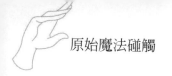

然，它不是解決所有腹部生理或情緒問題的萬靈丹，但它深入且強大的效果相當驚人。

腹部按摩的神奇之處

腹部按摩有一些特別之處。它影響身體和心靈的方式與身體的其他部位非常不同。覺知且有技巧地接觸腹部會帶來奇蹟般的效果——腹部按摩帶來的深層放鬆不會讓案主睡著，反而會體驗到強烈的能量。

按摩腹部可能會喚起被壓抑的情緒，也可能會釋放被封鎖的能量。無論何者，似乎都會把接受者帶入近似異境般的體驗。許多人發現腹部按摩具有很強的療效，有些人甚至認為這是改變生命的經驗。他們因此得以與真實的自己相遇，生命從此截然不同。

腹部療癒是怎麼做到這些的呢？我不確定現代醫學是否能夠回答這個問題，也許讀到這些的神經科醫生可以找出解釋。但我想在此提出的是非科學性的回覆。

通常我非常尊重科學，尤其是西方醫學，而且我認為生活中絕大多數的領域都得益於科學分析。但若有人想與自己的生命能量連結，想發揮體內流動的生命能量所有的潛能，科學方法是做不到的。人們需要一個支持內在探索的系統，一種鼓勵深入自己主觀性的心態。

腹部按摩和情緒療癒

腹部按摩可以觸發我們的情緒，也可以深深地支持情緒的療癒。這是出於感人、脆弱且美好的人性——接受按摩的人可以在信任中放鬆，並往往在被接觸到腹部後開始流淚，彷彿埋藏多年的深層情緒開始浮現出來。原因是腹部是我們的情感中心，我們的情緒核心。關愛的碰觸使我們想起與母親的深厚連結，以及這種特殊連結所帶來的不同情緒。

腹部的緊繃幾乎總是有其情緒根源。通過放鬆肌肉和有意識的接觸，這種緊繃有可能會釋放掉一些。有時腹部按摩會讓接受者恍然大悟，發現自己的緊繃是為什麼和怎麼形成的。這份領悟可以讓接受者放下過去，以前的緊繃也得以獲釋。而在某些情況下，即使沒有心理性的理解，深度的釋放還是發生了，並因此將接受者帶進更加放鬆和敞開的狀態。

許多專業按摩師很怕遇見這種情緒張力。他們希望能按照計畫安靜地進行按摩。他們或許會告訴案主：「得了吧，放鬆下來，一切都好好的。」他們會試圖安撫案主，因為他們對眼前複雜而強烈的情緒感到不舒服。

情緒的表達應該得到支持，不應受到干擾。這是一個療癒和蛻變生命能量的神聖時刻。

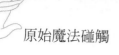

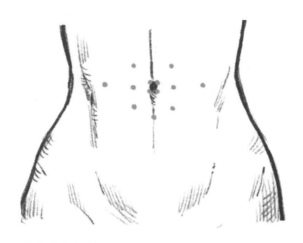

支持腹部情緒釋放的穴位（彩圖見第20頁上）

請記住，這些點不是機械按鈕，不是說你按下一個按鈕，情緒能量就會開始連結和流動。這些穴位可以幫助情緒連結和釋放——這個過程需要信任和某種程度的準備。

支持情緒腹部治療的其他按摩技巧

連結就是一切。身為一個治療師，你需要和案主保持同步，並注意怎麼做會產生效果，怎麼做會產生反效果。你可以犯錯，但如果你的做法使你與案主失去連結，就要趕快停止。

搖晃——輕輕搖晃腹部肌肉。這可以鼓勵案主放下積存在腹部的東西。

揉捏——某些類型的人對這類深層按摩反應不錯。揉捏腹部肌肉，就像在準備做麵包用的麵團一樣。

非常輕的觸碰——某些類型的人對深層揉按沒什麼反應。他們需要的是輕盈、像羽毛般的接觸。如果你能保持這種接觸品質，他們就很容易打開身心並放下負擔。

非常重的按壓——有些人喜歡在腹部有強烈的壓力。對他們來說，力道重的按壓很有支持性。他們就是討厭輕柔的觸碰。

你可能需要把體重加在案主身上來施壓。千萬不要使用肌肉的力量，因為這很累人，會導致搖晃，而且不穩定，還會產生緊張的能量。有時候指尖的壓力不夠強，那就需要使用手肘。

要留意，原本失去敏感度的腹部會在你按壓時變得敏感起來。剛剛還感覺很好的壓力可能會突然間變得令人不適。這是一個好的徵兆。你要確保即時減輕壓力。

Lovehand™腹部按摩

透過我的Lovehand™身體工作，腹部按摩可以帶來更深遠的影響。結合打開嘴巴的深呼吸及指壓某些穴位，可能會出現深層的能量或情緒療癒。這個效果可能因人而異。對一些人來說，腹部生命能量的移動和敞開是沉靜且內向的；另一些人則可能經歷眼淚、憤怒或恐懼的深層情緒釋放。在某些情況下，性能量會因而釋放。無論效果如何，這個過程都是深層的療癒。

使用有意識的接觸來協助案主的療癒過程，會產生深層的能量移動與重大療效。給予者和接受者經由接觸而連結會創造出額外的意識，讓他們在美好的療癒時光中會合，因而更能關注身

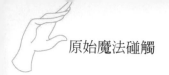

體中感到麻木、痛苦、恐懼或羞愧之處。無論身體或能量都能
在這種支持下，創造出讓接納或臣服發生的可能性。

在我提供這類個案多年之後，案主經常告訴我，由於經驗到這
些療癒的片刻和放下那些不再有用的東西，他們的生命發生了
極大的變化。就能量層面而言，他們的身體隨著強烈的釋放打
開了更多空間，為人生創造出新氣象。

關於腹部按摩的科學研究

按摩的好處尚未經科學徹底測試。然而，已經有一些研究證明，
按摩有助於降低壓力程度，加速手術後的恢復過程。其中一項
在高麗大學（*Korea University*）進行的研究（見參考書目）專
門測試了腹部按摩的效果。腹部由大量的淋巴結組成，所以按
摩對這個系統是有益的。淋巴系統要在肌肉放鬆的情況下才能
健康流動。

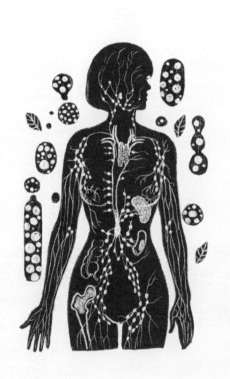

有許多淋巴結集中在腹部周圍。腹部按摩有助於淋巴液的循環。

他們測試了淋巴引流按摩技巧。這是一種輕拂體表的方法。結果顯示,與對照組相比,接受這種按摩的人免疫系統獲得較多改善。另外,令人驚訝的是,這些研究還表明情緒的好壞與注重淋巴引流的腹部按摩有關。本書所描述的按摩技巧大多比淋巴引流按摩更深入,但這個研究結論還是相當振奮人心。

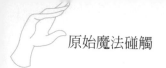

對消化系統的好處

腹部按摩對消化系統十分有益。沒有比吃了不該吃的東西後進行舒服的腹部按摩更美妙的事了。它有助於解決便祕、腹瀉、脹氣和其他消化系統的小毛病。它也可以被當成一種預防性的治療。一個常被按摩而快樂的肚子,不太可能出現潰瘍或結腸癌之類嚴重的疾病。

腹部按摩和子宮——女性生殖系統

定期按摩可以減少生理痛,恢復荷爾蒙平衡,幫助緩解子宮部位的緊繃,並有助於解決性功能障礙,如性冷感或對性的緊張。在泰國,有子宮照護按摩和女性生殖器官按摩的傳統。它通常由女性來執行,並被納入助產士的角色。助產士是受過訓練的專業人員,在婦女生育的過程中提供全方位的協助——懷孕、分娩和產後照護。泰式按摩技巧中還有針對生理痛和子宮拉提的腹部療程。

按摩下腹部、子宮周圍及卵巢所在的盆骨內側,似乎能給這些地方帶來能量和生命。由於情感上的痛苦和文化造成的困窘,還有對身體這方面的羞愧感,許多女性會傾向於與自己的子宮和生殖系統保持距離。當女性將羞愧投射到自己身體上時,這種疏離便會導致健康和心理問題。因此,意在支持女性的腹部按摩可以喚醒這個部位,而且可以提醒她子宮所提供的深層連結及女性能量。

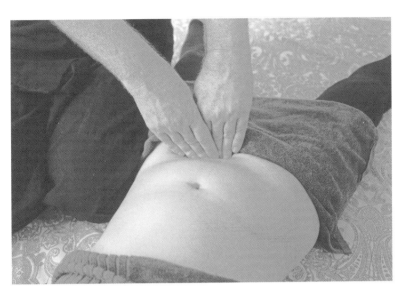

子宮按摩是深層的安慰和治療

腹部按摩和下背痛

當下背痛發生時，通常腹部肌群中會有一個相應緊縮的區域。因此，緩解這種壓力有助於治療下背痛。泰式按摩中有處理各種不同下背部問題的治療程序。幾乎所有的程序都會用到腹部按摩和穴位指壓。我曾使用過這種方法，並且發現它非常管用。（見參考書目中關於泰式按摩的資源。）

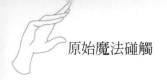

原始魔法碰觸

腹部按摩和慢性壓力

按摩是緩解壓力的好方法。由於我們的腹部組織易受情緒壓力影響，在有壓力的時候，我們的腹部往往會緊繃起來。溫和而有意識的按摩可以為壓力太大的人創造奇蹟。這種按摩不一定要做得很深、很有挑戰性。事實上，太深的腹部按摩可能會對壓力大的人產生反效果。只要懷著靜心與愛心，溫柔而緩慢地重複以順時針畫圓，就能漸漸將接受者帶進滋養和療癒的放鬆狀態。

通過腹部按摩支持性侵倖存者

我有太多的女性案主在童年時曾遭受過性侵。為了療癒一些積存在腹部和骨盆區的創傷之苦，我們必須創造一個安全的空間，讓她能夠連結自己的身體。在這裡，她可以學習感受和療癒這些長年陷於驚嚇和痛苦的部位。

對於我們所有人來說，無論是否受到性侵害，我們的情感現實（emotional reality）都是一個痛苦的領域。我相信，我們所有人都曾受到某種程度的性侵害。我會在專門談性的章節中更詳細地討論這個問題。我們遠離情緒，因為它是如此痛苦；但是，瞭解到它是一種身體的症候群，是卡在我們身體裡的能量，將使我們不再認同那些我們不斷對自己複述的故事。相反的，我們會找到力量來面對身體的現實（reality of body）。這是一種解放和療癒的經驗。

腹部按摩的天堂和地獄

我想，讀者們現在可能都想衝到最近的SPA中心做個腹部療程了。如果你是這樣的話，請稍等片刻，聽我說完。根據我的經驗，腹部按摩療程可能是天堂，也可能是徹頭徹尾的地獄。其差別就在於給予者的內在心態。

如果給予者把這項工作當成是一種靜心，當成是更深地臨在與會合的機會，那你就可能獲得驚人的經驗。但若情況並非如此——不幸的是，在大多數的情況下都並非如此——給予者只是在執行一成不變的工作，腦袋裡還在煩惱各種感情或金錢問題，最後你可能會希望根本沒做這個療程，因為再沒有比讓人無意識地戳你柔軟又敏感的肚子更糟的事了。

我的人生使命

我這輩子的使命就是教導人們如何有意識地接觸，特別是在接觸腹部的時候。以下有幾個保持自我覺察並有意識地與人連結的祕訣：觀察你自己及案主的呼吸，保持目光柔和，敞開心胸，不批判任何發生的事。不過說實話，如果你有興趣並想學習這樣做，這些文字並不管用。你需要向有經驗的老師求教，與真人一起學習。你需要一再和不同的人一起分別經驗給予者和接受者的角色。只有這樣，你才能真正學到這門藝術。這趟旅程十分驚人。試試看吧！

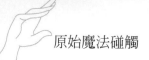

腹部治療——它對我們的組織和器官有什麼影響

我們的腹部有許多層肌肉，不同層各自負責身體不同的動作，像是前彎或扭轉。它們也協助我們穩定姿勢並保護腹腔內敏感的器官。按摩腹部可以放鬆這些肌肉層，並借此改善其功能。

我們可以用不同的壓力和角度來接觸腹部的每一層肌肉。腹部緊繃有許多不同的類型。每個類型都需要用某種技巧來協助釋放緊繃。標準的油壓按摩就可以創造奇蹟。深層按摩的手法或許也不錯。某些類型的緊繃對指壓的反應良好。與情緒有關的緊繃則需要案主有意識地呼吸和覺察。

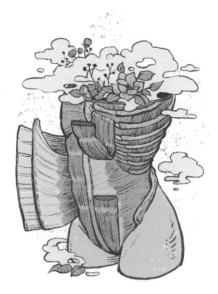

腹部肌肉的多層結構（彩圖見第21頁上）

深層按摩對內部器官也有直接的影響。謝明德（Mantak Chia）的腹部按摩系統稱爲道家氣內臟按摩（Chi Nei Tsang），是一

種器官排毒的方法。他認為對特定器官施行特定的按摩技巧有
助於淨化這些器官。

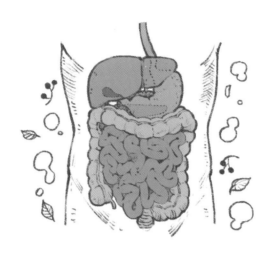

我們的腹腔內部幾乎裝滿了消化器官，像是胃、小腸和大腸。

肝臟在我們身體的右側。它有許多與身體不同系統有關的功能。

這些器官會在腹部深層按摩的過程中被按摩到。（彩圖見第21頁下）

在印度、泰國和中國的傳統治療系統中，深層按摩被用來維護
我們的器官，改善血液循環並排除毒素。

按摩和腹部解剖學

腹部按摩做得好會對血液系統的循環大有裨益，因為人體最大
的兩條血管，也就是主動脈和大靜脈都通過腹部中央。對這些
血管施壓可以刺激血液系統，這是腹部按摩可以振奮精神的理
由之一。

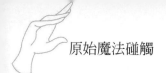

按摩對肌肉、筋膜和結締組織都有放鬆的效果。對腹部特定的肌肉層使用不同的技巧可造成各別不同的影響。最外層的肌肉被稱為腹外斜肌；其下是腹內斜肌；腹直肌即所謂的腹肌位在腹部中央；更深的一層叫做腹橫肌；更下面是下背大肌，這是一束連結下脊柱和髖關節的長肌肉。

腹腔中最大的兩個器官是腸道——小腸和大腸，其中小腸才是最大的；此外還有結腸。按摩對解決腹脹、便祕和排氣問題很有幫助。

禁忌

深層腹部按摩往往會增加身體的血液循環，因此最好不要對發燒的案主這樣做。發燒表示我們的身體正在與病毒或細菌感染抗爭，此時需要減慢而非刺激血液循環。另一個禁忌是為高血壓及糖尿病患者做深層腹部按摩。深層腹部按摩會周期性地提高血壓，因而對這些患者造成危險。

此外，不要對癌症患者進行深層腹部按摩，特別是腸癌、肝癌、胰腺癌或子宮癌。癌症病患想做深層腹部按摩的話，應該先諮詢主治醫生的意見。有時腹部按摩對這類病患有幫助，但要由醫生決定它是否能帶來支持，還是反而造成健康風險。

曾經中風過的人不應該進行深層腹部按摩，因為這種按摩可能會暫時令血壓升高。

接下來這件事應該人盡皆知，那就是孕婦不能接受深層腹部按

摩。通常案主會更樂於接受單純而關愛的輕柔撫觸。

最後，不要對剛吃飽的案主進行腹部按摩。在飯後大約一個半小時再進行。

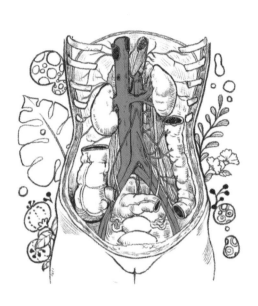

主動脈（棕色）和大靜脈（藍色）（彩圖見第22頁上）

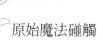

神經系統

按摩通常會刺激我們體內的副交感神經系統，腹部按摩尤然。
一旦副交感神經系統被啟動，它就會向肌肉發出放鬆的訊號。

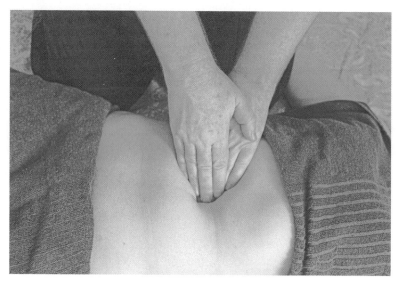

靠近肚臍的這個穴位可以啟動神經系統

穿衣服還是脫衣服？

有意識地接觸或按摩腹部有不同的做法。首先要決定的是，要
著衣或直接接觸肌膚。在以增進活力和打開情緒為主的腹部療
程中，我偏好隔著衣服工作，至少第一次個案如此。

情緒工作與身體工作的結合是非常親密的事，對大多數人來說，
這種「親密關係」應該分階段進行，好讓案主更能消化它。以

泰式按摩為例，個案通常是著衣進行的。這種方法可以做很多
事。如果案主喜歡這種方式，我們會繼續隔著衣服工作。有些
按摩技巧在案主著衣時效果甚至更好。

另一方面，直接觸碰身體則會帶來不同的感覺，而且對很多人
更有益。它更放鬆、更親密，並讓給予者和接受者之間有更好
的能量交流。這種按摩手法與著衣按摩的技巧非常不同。

就能量工作而言，我需要摸索出哪種方法最能支持案主。當然
我也會問他們的意見，但結果不見得就準確。因為案主有時可
能對療效有成見，或是想要取悅治療師，因而認為某種方式更
好。如果我很清楚地感覺到某個方法比較好，那我就可能建議
這麼做。若我不確定，就會先以著衣的方式來進行，因為過於
親密的感覺可能造成傷害。治療的品質取決於案主是否感到安
全和被保護，以及他們對親密關係、支持和滋養的需求。

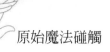

泰式按摩和泰國人對生命能量流的理解

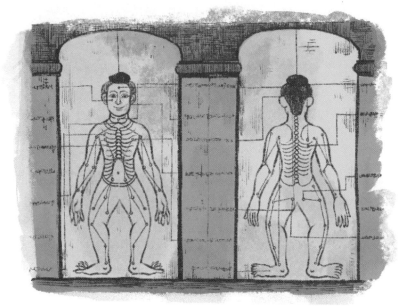

泰國臥佛寺的古代石刻

我在泰國學習泰式按摩時，學到泰國傳統醫學在身體中認出了十條能量線，稱為十脈（Sen Sib）。Sen的意思是能量線，Sib的意思是十，合在一起就是十條能量線。如果你去曼谷，可能會去參觀著名的臥佛寺。在那裡，你可以看到刻在石頭上的古代圖形，即泰國傳統治療的十脈系統。這些線起源於肚臍周圍，終止在身體各處不同的孔竅。除了第四條線葛拉哈里（Kalatari）外——它與其他線一樣起源於肚臍周圍，但終點在指尖和腳趾末端——其他每條線都有不同的能量特徵。它們的總和就是一個人的能量。

在泰式按摩中，有各種專門針對腹部和骨盆問題的按摩技巧，

像是消化系統問題，如：便祕、腹瀉和排氣等；婦科問題，如：經痛、荷爾蒙失調和子宮位移等。有時，腹部按摩只是用來幫助生命能量在體內流動。

道家氣內臟按摩

這是一種腹部按摩的治療方式，對Lovehand™身體工作影響很大。道家氣內臟按摩源自於在泰國長大的華人謝明德。這是一種腹部按摩，主要目的在排毒和提振內部器官，使新鮮的生命能量在腹部流動。他還推行了生殖器官按摩（Karsai Nei Tsang）治療系統；這是一種針對生殖器官的治療性按摩。

我是跟坤妮學習腹部按摩（不是正式的氣內臟）的，她是一位與謝明德一起工作多年的泰國女性。謝明德可能從不同的來源學到傳統泰醫技巧（包括坤妮在內），再結合他自己對中國道家治療修行的瞭解而設計出氣內臟療法。這是由幾個方面組成的獨特技巧：

一、它聚焦於特定的內部器官、肌肉、神經和血管，而不是對腹部進行一般的按摩。

二、它認爲封閉的情緒能量與身體問題有關。

三、它認定真正的治療只有在敞開心扉的情況下才能進行。

四、這個教學體系固有的信念是，真正的治療者是接受治療的人，而不是提供治療的人。治療被視作教導接受者自我療癒的途徑。

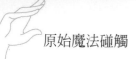

原始魔法碰觸

我通常不使用正規的氣內臟療法作爲治療方式。我更喜歡我的方法，因爲它爲情緒和能量的連結提供了空間，氣內臟方法則必須遵循一個固定流程。我只是把氣內臟技巧融入我的工作中。然而，這是一種我會推薦人們去學習的技巧。它不僅完整，而且頗具深度。最佳的學習地點是在泰國清邁，謝明德的道園（Tao Garden）渡假中心；或者跟一個師從他的認證教師學習。

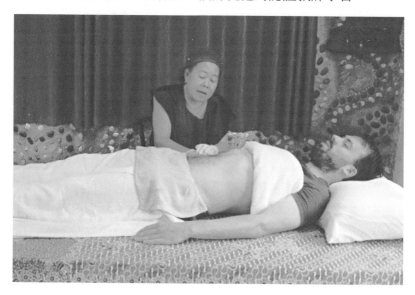

腹部按摩大師坤妮

腹部按摩

你可以在任何時候做這項活動，但不要在吃完大餐後進行。

先選一款特別的按摩油。然後躺在床上，下面墊一條毛巾，這樣床單就不會沾到油。在塗油之前，將你的手放在腹部。感受自己的呼吸與手的連結，同時覺察所有浮現的感覺。一切都是受歡迎的。覺察任何你以前可能沒有注意到的緊張。

將油倒在手心裡溫熱一下，然後再塗在肚子上。以順時針畫圓的方式塗油。這表示，如果你的手在橫隔膜中央，你就要向左再向下移動，到達左髖骨時向右轉，繼續來到右髖骨，然後再次向上，直到來到右側的肋骨底部，然後再次回到橫隔膜中央。持續像這樣以順時鐘方向畫圓進行按摩，同時感受和注意緊繃的部分。

幾分鐘後，開始加深你的按摩。仍然以順時鐘方向畫圓，但開始改用指尖來畫較小且壓得較深的圓。要確保你的手有走遍整個腹部表面，從橫隔膜往下到恥骨上緣，從兩側到中央及肚臍周圍。有時你可以畫大一點的圓，而在專注於腹部各別區域時則畫小一點的圓。

在你這麼做的時候，試著建立一張心理地圖，標記出緊繃的區域。

現在，選擇一個感覺起來能量緊繃的地方，或是你有強烈感覺（像是涼爽或疼痛）的地方。把你的指尖放在那裡，不要移動位置，只要往內壓一點，只要壓到那裡開始覺得有點不舒服就好。然後保持靜止，注意發生了什麼事，要有耐心。緊繃的地

方可能對這種持續的壓力產生不同的反應。一般來說，它起初會抗拒，然後會慢慢開始鬆開。

在按壓這個點時，你可能會感知到顏色、圖像、形狀或情緒。還有些人可能只有生理上的感覺。請不要批判或比較，每個人的反應都不一樣。就算是同一個人，同一個部位，都可能在不同的時候出現不同的感官感受。

至少要停留一分鐘。如果你覺得很想再待久一點，請相信這股動力並停在那裡。

最後，再做幾次用手畫圓的動作，完成這次自我按摩，使能量重新整合。然後再次把你的手放在腹部，感覺一下有什麼變化？你現在感覺如何？

在床上躺個幾分鐘，放鬆下來。

第八章
橫隔膜

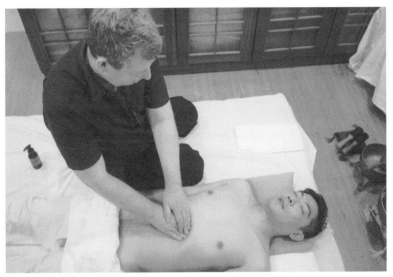

對橫隔膜區域施加壓力可以支持案主,與該區域及其生命能量的品質
建立連結。

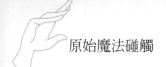

親愛的讀者，請閉上眼睛一會兒。感受你的呼吸在身體裡起伏，你的胸部和肋骨隨著每一次吸氣和吐氣擴張和收縮。這是怎麼發生的？是什麼在推動這個重要的過程？答案就是橫隔膜，這個在肋骨底部展開的大片肌肉。

花點時間感受一下這個區域的能量。你能連結到它嗎？

是這一大片肌肉朝向腹部往下拉，形成真空效應，讓我們把外面的空氣吸到體內。換句話說，我們其實是通過這一大片肌肉的移動來控制我們的呼吸方式。既然我們的情緒與呼吸方式密不可分，身體這個區域的彈性也就與我們的情緒現實有關。

橫隔膜的解剖結構和功能

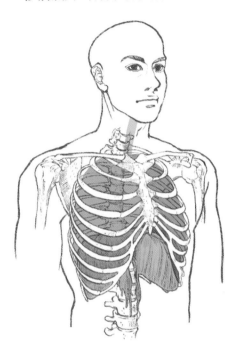

這片在肋骨底部的肌肉是驅動我們呼吸過程的引擎。
我們的生命力和情緒深受呼吸方式的影響。（彩圖見第22頁下）

橫隔膜的生命能量潛力

當我們自由地深呼吸時會發生什麼事呢？我們會開始感覺到更
多的活力，並且有更多的感受。我們會開始經驗到我們的實相，
那是十分強烈且令人興奮的現象。

當我們感覺到更多活力時，也會開始感到更加脆弱。像悲傷或

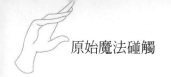

狂喜之類的情緒可能會從我們身上滿溢出來。但我們可能並不想要這些強烈的經驗。它或許美好而令人興奮，但這樣你要怎麼用功讀書？如果情緒一直占據著你，你要怎麼在工作上有出色的表現？你要怎麼經營家庭、成為領導者或老師？

橫隔膜有它獨特的潛力，也有它獨特的議題。讓我們把身體與其情緒和生命能量的特質連結起來，就像我們經由本書所做的一樣。此區的慣性機能與我們在世界中的表現息息相關。比如，外向的人橫隔膜往往比較自由，比較不會限制自己的呼吸。

橫隔膜的移動以及由此產生的呼吸方式對我們有很多影響，包括對我們的生存策略、讓自己展現情緒的方式，以及能否和如何活出我們對生命的熱情。為了適應家庭和社會，我們大多數人在不知不覺中限制了橫隔膜的力量和功能。我們在生活中學到的是，如果在世人面前展現熱情、力量和情緒，就會給自己帶來很多麻煩。

我要說清楚，我並不反對適應環境。但眼下的問題不在於適應，而在於我們出於無意識的恐懼而無意識地調整自己的生命能量。如果我們能夠開啟自己的覺察力，隨時檢視在此刻收回生命能量和喜悅是否合理，或許我們就有機會採取不同的行為。當然，有時我們可能會選擇自省，但這並非出於恐懼，而是出於為別人著想，或為顧全大局而採取明智的行為。

在無懼的情況下，我們會看到，橫隔膜及其功能是在世界上主張自我的重要關鍵。它讓我們可以堅守自己的立場。我們會學到充分使用橫隔膜的潛力，讓呼吸擴展到整個身體，喚醒我們的生命能量，讓我們閃耀著力量的光芒。

我覺得好無力——與橫隔膜失去連結

健康的橫隔膜的特點是能量毫不費力地流動，即使沒有任何來自朋友和周遭的支持，仍然感到強大與自信。但我們多數人都失去了這個特質。這往往會讓我們感到無力，充滿自我懷疑，甚至自覺毫無價值。我們從很小的時候就學會了降低自己本能的驅力，不要主張自我，不要向世界展示自己是誰。

這種軟弱往往會轉化為肉體的虛弱，比如說，人們常感到呆滯遲緩，沒有活力。在某些人身上，這種軟弱的感覺可能表現為內向的個性，而在其他人身上則恰恰相反。有些人形成了非常外向的個性，但內心深處卻感到非常軟弱，對自己沒有自信。

當我們學會展現橫隔膜原本的健康功能時，往往會發生一些性格上的變化。我們原本可能內向而害羞，或是外向而熱衷於吹噓，現在卻變成了輕鬆而有自信的人。

憤怒以橫隔膜為中心

憤怒是一種能量，我們在這方面有很多問題，而且理由極其充分。

我的主張是，若要讓生命能量健康地流動，就必須讓憤怒的能量不受限制的流動。然而，在大多數的家庭中，憤怒的能量會受到譴責、壓制，或變成暴力行為。這些負面的經歷會阻塞這股寶貴的能量。

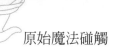

原始魔法碰觸

我們有兩種不健康的方式來處理憤怒。第一種是無意識地亂發脾氣，叫囂、咒罵和指責。永遠是別人的錯，我一點問題也沒有。若這種傾向達到極致，就可能會導致暴力行為。對與這些狂暴份子有關的人來說，這股能量在情緒層面上極具毀滅性，有時甚至在身體層面上也是。

第二種類型同樣具有破壞性。這些人從不允許自己發脾氣，或是只要憤怒一出現，他們就加以抑制。他們往往會先責備自己，卻完全沒注意到眼前的情況令他們惱火。這類人似乎很注重維持溫良的個人形象，但這種壓抑需要付出代價。被壓抑的憤怒往往會從內部攻擊他們，因而造成心理問題，像是憂鬱和焦慮；又或造成身體疾患，如高血壓、心臟問題或癌症。

只要這股憤怒的能量能在體內自由活動，一個人就可以自然的生氣，而且在大多數的情況下，他並不會用這個能量來對付別人，當然也不會用來對付自己。如果他真的需要釋放能量，他會去找個好方法，例如：打枕頭、戶外運動，或在大自然的療癒性環境中釋放能量。他會開始真正享受自己的憤怒，知道自己能夠駕馭它，並將其視為自己本質的重要部分。

憤怒很重要，生活中有很多情況必須利用憤怒的能量，比如警告一個昏昏欲睡的人有危險的事情發生；告訴孩子他們越界了，他們的行為是危險的；督促朋友停止一些自我毀滅的行為，像是酒後駕車。一個人如果釋放了自己的憤怒，反而會變得更加平靜。他們很清楚並享受憤怒的力量，但很少用到它；如果要用，也會在適當的情況下使用。

動怒時的喜樂狀態

在我的工作坊中，有些活動可以讓學員親身體驗憤怒這種情緒能量，其結果相當鼓舞人心。這類冒險可以幫助他們接觸這種強大的燃料，使他們得以釋放憤怒並有意識地使用它。然而，接觸我們的憤怒也可能是一種挑戰，因爲它被心理結構和隱形的社會共識所控制。這些共識認爲無法控制的憤怒是不文明、有問題的表現，且很可能具有犯罪傾向。

當我們開始探索並釋放這股驚人的憤怒能量時——讓我先說清楚，我非常支持有禮貌的社會秩序和文明的行爲——人們可以學會如何釋放憤怒，並因而變得更平和，更不可能勃然大怒。

在工作坊中，我們會創造一些情境，讓大家以安全和好玩的方式進入這股火熱的能量，並且興奮地笑著體驗它。其關鍵是幽默、信任、安全和溝通。

我會創造一些情況，比如讓二十個人在一個非常小的空間裡快步行走，找到自己的路。或是讓學員與一個夥伴一起呼吸，然後表達憤怒。其中一個人說：「別擋路！」另一個人則說：「不！」我們會以一種有張力但有趣的方式來進行這些活動，讓大家體驗他們的憤怒，而且要以不傷害別人也不傷害自己的方式來做。

另一項個人或團體可以用來體驗和釋放憤怒的好方法是使用亂語（gibberish）。亂語是指說舌語（tongues），也就是讓你的嘴巴發出類似說話的聲音。什麼樣的聲音都行，只要它沒有意義就好。亂語有助於讓我們鬆開頭腦的掌控，讓憤怒的情緒出現，而且接受它。在我們做亂語練習時會提供抱枕，如果有

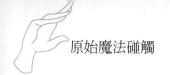

人想要表達憤怒，就可以用這些柔軟的抱枕打地板或牆壁，但不能打其他學員、設備或帶領活動的人。這是一個非常自由的體驗，我強烈推薦有壓抑或濫用憤怒這種困擾的人試試看。

一旦憤怒以這種方式得到釋放，你會感覺很棒。你不用再害怕它或被它控制，相反的，它會像創造力般在你的血液中流動。即使你可能還是覺得有一點危險，但就好像你學了武術一樣，憤怒會讓你能夠面對任何不愉快的情況。讓你的心一起參與，憤怒就會成為一股美好而強大的力量。

熱情的中心

橫隔膜體現出熱情。缺乏熱情可能表示你的橫隔膜受到阻礙，你體驗不到對生命的熱情、對追尋內心召喚的熱情、對開創新事業或寫一首歌的熱情。它可能是身體中富於激情且外向的中心，而有能力全心全意投入我們正在做的事，是實現我們生命潛能的關鍵之一。

無論是在愛情關係或工作計劃中，熱情都對我們如何在世界上揮灑自我有很大的影響。然而，有許多人覺得生命乏善可陳。我們會做該做的事，但要對此感到興奮？真是聽了就累。許多人傾向於把自己縮小並感到受限。我們被這股能量封鎖了。沒有熱情的生命意味著去過一種灰暗、沉悶的生活。要在工作、愛情、藝術或任何人生使命中獲得成功的話，熱情也是一個關鍵因素。

生命能量中的這個向度受阻的人，大多覺得要全心投入一件事實在太累了。你只想放鬆，因為要充滿熱情和興奮地做事，光是聽就令人精疲力盡。但我們需要明白，熱情不是我們為別人做的事。它是我們與生俱來的權利。它是我們自身的潛能。如果我們對生活沒有熱情，那就是在浪費生命。

一旦我們意識到自己想要改變，想要重拾對生命的熱情，我們就可以重新與橫隔膜區連結。當我們學會重新連結時，必然會遇到能量的陰影。它們感覺上就像恐懼、憤怒或失落感一樣，但其實這些能量陰影正顯示我們已步上正軌。永遠要確保你不是光在戳舊傷口卻沒有連結能量，因為這樣只是重複自虐。要確保你清楚地感覺到你正邁向光明之途，而且這讓你覺得有力而敞開。當然，與專精這類身體工作的治療師一起工作會很有幫助。

緊繃的橫隔膜可能意味著情緒壓抑

我們已經看到，橫隔膜的生理層面與我們情緒上的行為模式有關。然而，我們必須小心，不要在橫隔膜功能的生理特徵與行為模式之間玩連連看。人是非常複雜的個體。我見過一些看起來很外向的案主不敢全然地呼吸，他們的橫隔膜會極端地自我控制。還有一些人表面上看起來很開放，橫隔膜似乎也能自由運動，但當他們被情緒淹沒時，就會被恐懼或痛苦所觸發，幾乎無法呼吸。

我們內在有很多層面，每個人都感受過非常自由的情況，也感

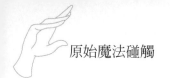

受過難以呼吸的情況。因此，瞭解橫隔膜在能量層面的功能並不能做為直接的診斷工具，只能用以瞭解身體、情緒和生命能量流之間的關係。當然，骨盆和腹部的情況也是如此。

它們越僵硬，能量就越阻塞——這種想法非常膚淺，而且可能對案主做出錯誤判斷。此外，身為一個身體工作者，我的工作是促進身體和情緒相互連結與釋放，而不是讓案主的心智瞭解情緒問題如何封閉了他的生命潛能。我會將這項工作留給心理諮商師。

身為一名身體工作者，我希望深入瞭解案主的身體、情緒和能量狀況，但我不需要向案主解釋這些，也不需要把這些弄成一套理論。觀察案主並在他們身上工作就像聽朋友說話一樣。隱藏在深處的真相會漸漸地揭示。深處的真相無法藉由語言展現，只有靜默、能量的表達與流動能夠加以揭示。

橫隔膜和我們的控制力

控制是瞭解橫隔膜能量的關鍵字。橫隔膜位在容易積存情緒的腹部上方，就像守門員一樣，確保只有所謂正確的能量可以表達出來。如果呼吸受限，我們就不可能變得太情緒化。然而，要感受勇氣或衝勁的話，我們就需要深呼吸。

這種把關式的控制有正負兩面。我們必須學會控制情緒及使用個人力量的方法，好讓自己社會化。一個無法控制情緒和力量的人將是個大麻煩！但更多時候，我們的自我控制是種無意識

的現象。我們從幼年時就學會了控制自己，並不知不覺地形成
了某些模式。有些人變得內向，傾向變得比眞正的自己更小；
另一些人則變得外向，表現得自命不凡。這種無意識的控制模
式對我們的生活有害，並且最終會傷害我們的健康。橫隔膜的
控制行爲並未依循現實生活的需求來運作，它遵循的是我們稱
爲個性的模式。

以憤怒爲例，當憤怒不被允許表達時會怎麼樣？它會轉向內部。
我所說的「不被允許」不是指外部干擾，而是指習慣性的自我
審查。一旦憤怒向內轉，它就會變成自我批評、自我憎恨，或
是變成另一種情緒，比如憂鬱。如果一個人長期處在這些強烈
的情緒下，這些問題就會變成更嚴重的病徵。就連一些更嚴重
的疾病，如癌症、高血壓和心臟病，也可能是壓抑憤怒的後果。

雖然有科學研究認爲，外向的人往往比內向的人更健康，但他
們也可能以更微妙的方式控制生活。最典型的就是翦除任何他
們覺得太敏感的東西，從而自外於生命帶來的許多禮物。

不同的情緒或能量似乎具有不同的呼吸模式特徵，包括呼吸的
深度、速度以及偏重吐氣或吸氣。例如，憤怒的特點就是快速
地呼吸到橫隔膜，偏重於快速吐氣。性的感覺往往連結到淺而
快的呼吸。哭泣時則會發生非常深的呼吸，並且緩慢地吐氣。
這只是一些例子，我們的情緒和生命能量其實有許多不同的活
動方式。

如果這當中有某個模式被我們下意識地打上標記，指出它會造
成我們的痛苦或困擾，我們就會試圖迴避它——當然，我們的
意識對此一無所知。久而久之，這種迴避就會形成行爲模式，

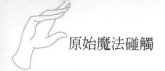

也變成個人控制自身生命能量的獨門招數。幸運的是，人類可以創造覺知，重新拾回生命能量的潛力。我們將這個過程稱為療癒。

釋放橫隔膜的按摩技巧

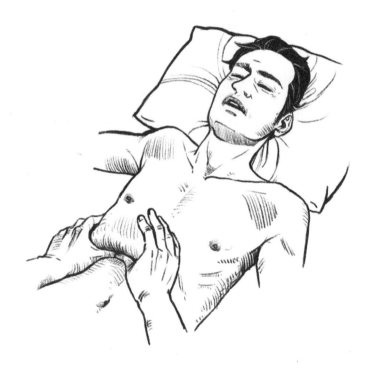

在肋骨下方圖示的位置進行穩定、長時間的指壓，可以幫助釋放和擴張橫隔膜。

有一些按摩技巧有助於釋放橫隔膜的緊繃。例如，將手指呈湯匙狀微微插入肋骨架下方；用手臂的一側在肋骨下方滑動；或

用拇指按壓肌肉。上述按摩技巧都有助於舒緩張力，讓案主以
更輕鬆的方式呼吸。我特別喜歡的是道家氣內臟方法中的技巧。
請參閱書目提供的相關書籍和資源，以便更加瞭解這種美妙的
技巧。

療癒橫隔膜

覺察橫隔膜可以支持我們的自我探索。我會在工作坊和個案中
教育學生和案主，讓他們先為此處的釋放做好心理準備。然後
我會創造一個非語言的情境，期待真正的領悟出現。換言之，
也就是當下的體驗會在非語言的情境中發生。

我在給個案的時候發現，若要造成這種神聖的效果，可以在橫
隔膜不同的區域施加持續而穩定的壓力。我會按壓那些感覺好
像鎖住的區域，力道要剛好讓案主覺得有點不太舒服。這可以
幫助他將能量集中在特定的地方。非常重要的是，按壓時不要
造成太強烈的疼痛，否則這會變成純粹的身體經驗。

如前所述，指壓無法直接治療橫隔膜的問題。但是我們可以藉
由穴位指壓協助並支持身體覺察。在正確的地方施壓或可準確
地指出某些問題。例如，橫隔膜的問題通常與控制呼吸的問題
並存，而在正確的位置施壓可以邀請這個人略微擴展呼吸，但
這也可能會引起案主非理性的恐懼。此時，治療師可以鼓勵他
們感受恐懼並繼續呼吸。這或許會使呼吸大幅擴展，同時伴隨
著能量的湧現，讓案主感到無比自由。

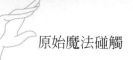

如果我的案主試圖在那時分析自己的恐懼，我會輕聲邀請他們「跟這個感覺和呼吸待在一起」，因為那時的心理活動可能是抗拒的跡象，或下意識地想要逃避這種不舒服的情況。

應該說，身體工作只是可以用來療癒橫隔膜能量的眾多方法之一。我曾經是個極度內向的人。對當時的我來說，在觀眾面前表演或演講是件非常可怕的事。但是重複進行這些我害怕的事改變了我。直到今天，我在觀眾面前發言時仍會有些緊張，但與當年那個內向的年輕人的情況早已大不相同。

啟動療癒過程的關鍵，在於願意接觸那些恐懼和憤怒的衝動，並且放掉鎖在肋骨架下對控制的深切渴望。對想要踏上奇妙的橫隔膜療癒之旅的人來說，戲劇、公開演講、學習某種藝術形式或武術（如拳擊），都是非常適合的活動。

橫隔膜控制的敏感度與功能性

想像你在參與一項社交活動，比如說新辦公室的啟用典禮。你注意到一個同事的臉，她突然讓你想起一位童年時代的朋友。她是一個活潑快樂的女孩，也是你當時的好朋友。不知怎的，一股甜蜜的悲傷湧上心頭，因為你想起了這位失聯的好朋友。純真的童年早已隨風而逝，如今只剩下懷念。你回憶起曾在心中自由流動的愛，不禁潸然淚下。一部分的你只想不管不顧地好好哭一場，但接著你想起你的工作和社交責任。你必須振作起來，於是你就這樣做了：切斷對童年的懷念，重新回到現實中的職場任務。

那麼，你是怎麼做到的？當然，你做了一些心理性的努力，但你的身體也需要做點事。你用力地收縮了橫隔膜，有效地關閉了你正在經歷的感覺，而你或許根本不知道自己做了什麼。

這個小故事說明了橫隔膜體現出的能量類型，或者至少是其中一個面向。它還描繪了一個從我們自幼開始的過程。我們大多數人，尤其是男性，從小就知道情緒和心軟是個麻煩，你需要學習如何控制這些感覺。

我不是說身為成人的我們應該回到嬰兒狀態，直白而任性地表現出所有的情緒。如果每個人都這麼做，生活會變得一團糟。但既然我們成年了，我們就可以有其他的選擇。我們可以選擇有意識的自由，而不是壓抑情緒或不假思索的表達。有意識的自由意味著我們覺察到身體裡流動的能量，並且可以自由地加以表達或等待合適的時機。在領略到有意識的覺察之前，我們甚至不知道自己在壓抑。我們只是不斷地感到壓抑或憤怒，卻不知道為什麼。

一旦我們學到將自己從壓抑情緒這種無意識的模式中解放出來，並將有意識的覺察帶入生活，就會擁有過去做夢也沒想過的成熟度。但是意識覺察之路是有風險的，你必須讓自己踏入無意識中的駭人陰影，那是你過去的安身之所，而此刻你要對新的可能性敞開。

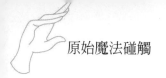

情緒的脆弱性

橫隔膜不僅與外向的行爲及自我主張有關。它位在腹部上方，控制著呼吸，也是我們情緒的中心。因此，橫隔膜就守在那裡，阻擋我們去感覺和表達我們不想要的敏感情緒。這個過程是自動化的，往往就在不經意間發生。一旦你開始變得更有意識，或許就會開始懷疑是否有需要在自己和世界之間築起高牆，並想要放掉更多舊有的控制模式。因此，我們可能會流露出更多敏感和情緒化的天性。少了橫隔膜的持續控制，我們可能會更容易落淚或失控地傻笑。

同樣的，打開和療癒橫隔膜區可以重建起自我賦權（self-empowerment）的感覺。矛盾的是，當我們覺得有力量時，也會更樂於展現自己敏感、脆弱的一面。當一個人首次讓別人看到自己柔軟的一面，而且毫不畏懼可能受傷或被操控時，那眞是非常重要的一刻。

享受自由

如果一個人的橫隔膜是放鬆而自由的，他就會充滿熱情與活力，能夠展現所有的情緒，包括脆弱、力量、憤怒和眼淚。那麼，你要如何成爲這樣的人？這種類型的身體工作能使我成爲這樣的人嗎？當然不能。

Lovehand™身體工作的功能是讓案主意識到他們身上的阻礙。我的目的是創造一個獨特的安全環境，讓他們能夠感受到自己

習慣性的緊縮，或許還可以經驗到一些鬆開來的感覺。這是對
生命能量的覺醒與療癒的呼喚。學生或案主的頭腦聽不到這種
呼喚，唯有他們的身體可以。我們的能量有可能在工作坊或個
案中發生極大的蛻變，但這完全取決於我們是否願意敞開心胸，
允許這個神奇的魔法發生。

呼吸練習——協助你的橫隔膜

躺在墊子上，屈起膝蓋，讓雙腳踩在墊子上。

閉上眼睛，微微張開嘴巴。

感受呼吸進入和離開身體。

留意你的呼吸有多深。不需要改變任何事情，只要留意就好。

注意身體裡不同的感覺。

留意你可能正在經歷的各種情緒，看看你能不能連結到能量在身體裡面流動的感覺。

將你的手放在橫隔膜上。手可能需要斜一點，以免壓到肋骨。

首先，連結橫隔膜內部的感覺。

你是否感覺到情緒或能量？

也許你注意到形狀或影像？

或許這種感官感受感覺起來就像某種生理、生物性的實體？

無論你的體驗如何，就是和它待在一起幾分鐘。

然後，在吐氣的時候稍微壓一下橫隔膜，彷彿在協助這片肌肉發揮它的功能。如果你感覺到阻力，或許只發生在單側，就把注意力集中在有阻力的那一側。

不要推它，只要給它更多的關注。

如果你經驗到強烈的情緒，像是恐懼或難以控制的憤怒，而且這些感覺對你來說是新的，那就放鬆呼吸，停止按壓橫隔膜。但若你是在治療師的督導下進行，那繼續深入這種體驗會很好。治療師可以指導你穿越這片陌生的領域。

這個練習的目的是體驗橫隔膜區的擴張。

這種擴張並非來自身體的伸展，而是來自經驗到內在的放下。
因此，你必須瞭解，在身體層面上對橫隔膜施壓是爲了支持你
內在連結的過程。
繼續注意你的橫隔膜，持續五分鐘。
如果你喜歡這個技巧，就每天練習它，並且稍微做久一點。
最多不要超過二十分鐘。
做完這個練習後一定要有幾分鐘的休息時間。
放鬆膝蓋，閤上嘴巴，恢復正常的鼻呼吸，然後休息一下。

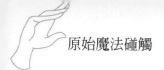

下背痛是按摩治療師最常聽到的抱怨之一。還有肩膀和頸部，這些都是我們典型會感到緊繃和疼痛的部位。我說的下背部是指薦骨上方的區域——腰椎第一節到第五節（L1～5）和它們周圍的組織。

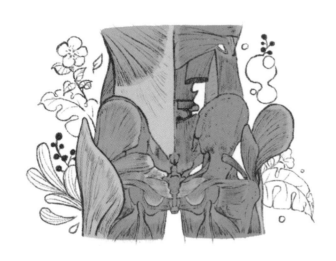

下背部應被視為身體核心結構的一部分，
因為它與骨盆及腹部緊密相連。（彩圖見第23頁上）

本章會介紹一些治療各種下背部問題的物理治療工具，以及這個重要區域的能量和情緒意義。但首先請務必要注意，不要試圖治療椎間盤突出之類嚴重的疾病。如果接受者患有急性疼痛，應立即向骨科醫生尋求醫療協助。不適當的治療可能會使病情惡化。即使是健康的接受者，如果你選擇進行伸展，也要緩慢而謹慎地施作，千萬不要超出接受者對疼痛的耐受度。

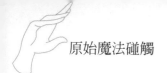

下背痛的可能原因

下背痛有許多不同的原因，但從我多年的工作經驗來看，最常見的原因是骨盆僵硬。正如在骨盆那一章中提到的，這個區域位於脊椎底部，也就是軀幹末端。由於我們的身體可活動的機制，骨盆應該對身體的每個動作做出敏捷的反應。不過我們通常會隨著年齡漸長而不再那麼靈活，為了穩定軀幹，背部會以額外的肌肉活動來進行代償，因而產生慣性緊繃。

如果骨盆長期僵硬，背部也會有長期緊縮的習慣，以致我們的下背痛會反覆發作。瞭解這個事實對解決這個問題很重要。有各種不同的練習可以用來放鬆骨盆，相對的，也有各種能量和情緒工作具有同樣的功效。

其他可能導致下背痛的原因如下：

脊椎側彎——腰椎側彎會產生偏向一側的拉力，這通常會造成慣性緊繃。雖然我們不可能治癒成年人的脊椎側彎，但有可能協助患者緩解緊繃。另外，上背部發生脊椎側彎也可能導致下背痛，因為下背部需要更加費力才能讓整個背部保持挺直。

受傷——脊椎下部、骨盆和脊椎上部的損傷都可能導致下背痛。

懷孕——孕婦的身體會發生很大的變化，這種額外的重量對下背部肌肉是一項挑戰。此外，任何之前輕度的姿勢性問題都可能變得更嚴重。

大胸部——有些人可能會覺得這個問題有點好笑，但對那些不得不忍受它的女性來說就不是了。對下背部來說，要與較大的

上半身保持平衡是相當挑戰的任務，這往往會導致慢性疼痛。

慢性腹部緊繃——緊繃的大肚子和肥胖會導致下背部和腹部的肌肉必須費額外的力氣支撐身體。腹部系統支持上半身的能力會降低，這將導致下背部肌肉的額外壓力。

因此你需要做點偵查工作，看看案主的身體並自問：「為什麼這個人會有下背部問題？」根據你的瞭解來治療問題的肇因。對一個按摩治療師來說，光是知道並告訴案主疼痛的原因還不夠，這是每個好的身體工作者都應該做到的。一個可靠的按摩治療師還應該致力解決或至少緩解案主提出的問題。

根據我的經驗，很多種背痛可以用簡單的按摩技巧來解決。以下是一些常被物理治療師忽視的好技巧。

我自己的小故事

我會成為一名身體工作者是受到一次下背痛事件的啟發。當時我三十多歲，在印度的一個靈性社區做志工。有一次，急性背痛突然影響到我的下背部。那裡到處都是身體工作者和懂按摩的人，有很多朋友想幫忙，我就感激地接受了。然而，沒有人幫上忙。事實上，有些人還使情況變得更糟。我記得有個朋友在我的背上非常努力地工作。他聲稱，由於我的情況使然，治療過程中的疼痛是必須的。那真的很痛，但我必須很遺憾地說，他的工作並沒有幫到我。

我在疼痛中煎熬了三、四天，而我在做的工作需要爬上鷹架，

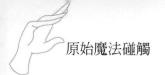

以當時的狀況看來是不可能做到的。我急切地尋找治療方法。有一天，我把我的疼痛告訴了一個同事。他叫阿努（Anugya），是一個知名的按摩治療師。

「對不起，我很忙，我真的沒有時間幫你。」他說。
「哦，拜託，試一試吧。」我慫恿他。

最後他同意了。他讓我反坐在一張椅子上，面向椅背，然後開始輕輕地摸我的背。我可以感覺到他在把什麼東西移來移去，儘管很輕。看起來他並沒有做很多事，但我的疼痛突然消失了。它蒸發了。我告訴他已經不痛了。他回答：「喔，太好了。我真的得走了，兄弟。」然後他就離開了。

是什麼讓我的背如此迅速的痊癒？他做了什麼？那一刻非常重要！它吸引我走向了身體工作。幾年後，我去了泰國，在那裡學會了泰式按摩和它的應用治療。我永遠感謝印度那位謙遜的按摩治療師同事阿努，他指引我找到了終生的志業。（我會在參考書目和引用文獻提供他的網站）

下背痛的治療性按摩技巧

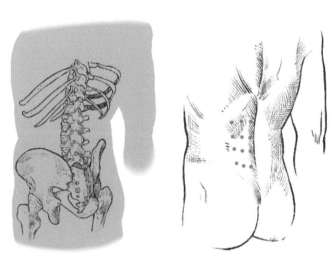

這些指壓穴位沿著身體排成三列。（彩圖見第23頁下）

第一列沿著脊椎排列。

第二列在肌肉上，距離第一列大約兩個手指寬。

第三列沿著肌肉側邊排列。

有各種不同的按摩技巧、治療點和伸展可用於釋放背部疼痛。
接下來的書面資料、圖表和照片僅是此類治療技巧的一些範例。
如果你有意對這些技巧進行專業性的學習，最好是去參加治療
性按摩課程，以獲得完整的知識和實作經驗。就學習這種專業
來說，這些是不可或缺的。

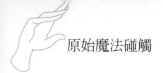

原始魔法碰觸

處理下背部問題的泰式治療按摩

泰式按摩有兩種執行標準。第一種是最基礎的放鬆按摩。你在泰式SPA或泰國各地都能做到的按摩就是用來放鬆的泰式按摩。儘管它很基礎，我還是非常尊重放鬆的按摩。它在很多方面都有好處，有助於解決現代生活的頭號敵人——壓力。下背痛往往與壓力有關。壓力會影響我們的骨盆和腹部，然後又轉而影響下背部。因此，任何放鬆技巧，包括基本的泰式按摩，都對下背痛有正面的影響。

我已教授泰式按摩多年，並從我的經驗中發現這是一種很棒的技巧。它相對易學。只要上過六十小時的課程，幾乎任何人都可以學會一些基本技能，並提供別人一個蠻好的按摩療程。

第二種更進階的標準是泰式治療按摩。學習這種複雜和精密的藝術需要下很多年的功夫。泰式治療按摩有助於解決各式各樣的身體問題。除了有效治療下背痛外，它還可以治療頸部僵硬、頭痛、膝關節問題、扭傷、消化系統問題等。泰式按摩治療法主要使用的是穴位指壓技巧，但也包括類似瑜伽的伸展動作。

除了一般的泰式按摩，我也提供泰式治療按摩的個案與教學，這是一種非常有效的治療方式。

如果要深入研究這種治療藝術，我推薦曼谷的臥佛寺泰式按摩學校（Wat Po School）。另外，最能描述這一古老系統（如臥佛寺學校所教）的書是諾姆‧泰羅爾（Noam Tyroler）寫的《治療骨科疾病的泰式指壓術》（Thai Acupressure for Orthopedic Disorders）。我本人則是泰國清邁按摩學校（Thai

Massage School of Chiang Mai，簡稱TMC）的合格教師，教授基礎和高階課程。

泰式治療按摩指出，要成功地治療下背痛，就必須同時對身體其他部位進行治療。例如，腹部按摩和腹部指壓穴位會影響下背部；開啟腿部的能量線和穴位也有同樣的作用；當然，對骨盆的治療性指壓和伸展亦然。

在處理下背部問題時，永遠要加入腹部按摩。從基本的放鬆按摩開始，再進行更深層的按摩，然後加上與案主的具體問題相關的穴位。以下是兩種泰式治療按摩的穴位按摩程序，取自臥佛寺學校的正統課程（根據諾姆・泰羅爾的《治療骨科疾病的泰式指壓術》）。這兩種方法針對的是非典型骨盆問題導致的下背部問題。當然，其根本原因可能來自下背部本身、腹部緊繃或腿部緊繃。

要依循下面的數字逐步進行這項療程。關於穴位位置和治療過程的詳細描述，請參考泰羅爾的書。

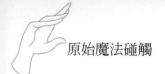

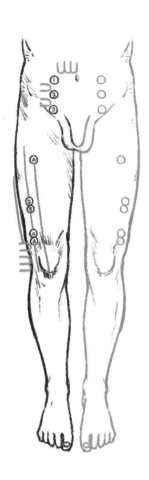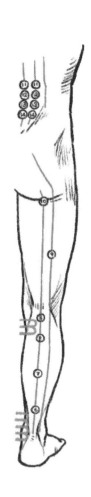

在身體前彎或後仰之後重新挺直軀幹，若此時感到疼痛，則適用此
治療流程。在應用圖示的穴位之前，應先進行一般的腹部按摩。

（彩圖見第24頁上）

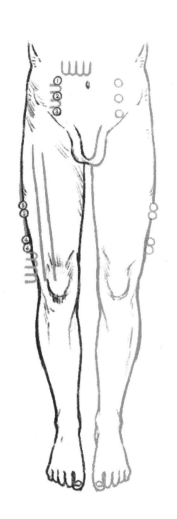
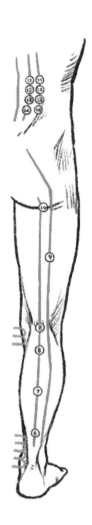

若是在身體前彎或後仰時出現背痛，則使用此穴位按摩治療流程。

（彩圖見第24頁下）

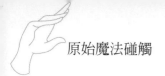

情緒治療和下背部

與情緒問題有關的下背部治療並不常見。絕大多數的按摩治療師不會透過治療情緒問題來解決下背痛，即使下背痛經常源於隱藏在軀幹下半部組織中的情緒反應。

也許你曾親身體驗過，也許你從朋友那裡聽說過——有人在與心理師談話或與朋友交心的過程中，某個問題就此化解。因為被傾聽或被看見了，你對先前縈繞於心的焦慮或痛苦就此釋懷。突然間，你整個身體都覺得更輕鬆了。你會想：「嘿！一直困擾我的下背痛到哪裡去了？」

儘管我是直接在身體上工作，但我總會留意到身體組織與情緒能量的關連十分密切。在工作中，我會開啟並感覺到某個部位的情緒，而我會試著不做假設，讓自己對它敞開。當情緒能量浮現時，案主或許會說出來，或許會表現出明顯的肢體語言，我們就會清楚地知道它是什麼。一旦你體驗過情緒能量如何影響身體，你就再也無法忽視它。它對你而言會變得顯而易見，而這種自我覺察將驅使你進行更深入完整的探索。

有時我會邀請案主以某種姿勢移動，以支持他連結那個部位的情緒。讓我舉個例子，這是一個下背部緊繃的典型案例。

假設，我正在對約翰（所有名字和案例都是虛構的）工作。他的下背部非常緊繃，走路和移動的樣子看起來相當僵硬。於是我要約翰躺在地上，蜷成胎兒的姿勢。當他蜷起身體躺下時，要保持張口呼吸。

直立是與原始的蜷縮相反的姿勢。在子宮內,我們是受到保護
且無比喜樂的存在,而我們內在總有某個部分對於離開這個樂
園感到不滿。因此,我要他擺出這個姿勢,稍微挑戰一下他的
習慣。其結果是,約翰可能會逐漸出現不舒服的情緒。我會在
他的下背部持續提供穩定的壓力,並要他跟自己留意到的所有
感覺待在一起。這種刺激可能會變成憤怒或恐懼。如果約翰繼
續進行這個過程並表達出他的情緒,那就會產生宣洩式的釋放。
當他領悟到這種阻礙的來源,並且洞察到自己豐沛的生命潛能,
他就有可能放下過去。

不需要去追究那個阻礙是怎麼產生的,只要連結下背部的感覺,
就可以化解無意識的緊繃,讓下背部更穩定和放鬆。

下背痛神奇消失

我曾設法為一些案主緩解他們的慢性疼痛。這些人往往嘗試過
各種不成功的療法。我記得,有一位女士多年來一直深受下背
痛之苦。她嘗試過各種按摩、脊椎指壓和骨科治療。雖然這些
技巧可以稍微緩解疼痛,但隔天疼痛又會出現。

後來,她和我做了一次個案,疼痛就完全消失了,並且再也沒
有復發。她問我施了什麼魔法。我的方法管用,而且成功地解
決了下背痛的問題。

她的骨盆很緊,而我讓她意識到了這一點。此外,我使用了骨
盆釋放技巧,並教她自己放鬆骨盆的方法。我按摩了她的腹部,

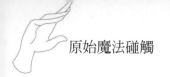

用指壓法對治那些緊繃的部位。我還按摩了她的腿,打開能量
通道並釋放緊繃。我直接在她的下背部工作,讓她覺察到我的
接觸。我會留意不要用力過猛,而且是與身體合作,而不是去
對身體做些什麼。這就是我的「魔法」公式。

用Lovehand™技巧治療下背痛

在許多情況下,下背痛是骨盆緊繃的結果。也有某些案例,骨
盆緊繃的情況並不嚴重,只要配合我教的練習活動,加上幾次
個案就可以解決。一旦解決了根本原因,下背痛幾乎會立即消
失。因此,你要做一些調查,觀察案主的身體,並且自問:「為
什麼這個人會有下背部問題?」然後根據你的瞭解來治療問題
的原因。

如何按摩自己的下背部

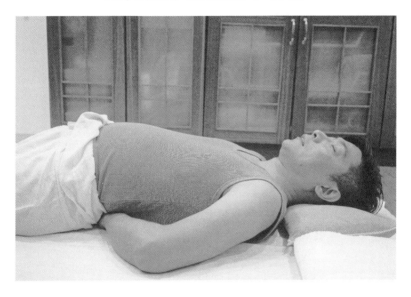

你可以用自己的拳頭或網球來做這個練習。

一些傳統中式按摩店也有販售專門作此用途的木製工具。

這是一個簡單的練習，最好在瑜伽墊或硬床墊上進行。

找到一個位在下背部的酸痛點。

用你的拳頭（指節向上）或網球或頂住它。

施力的方向要與脊椎旁的肌肉垂直。

放鬆地躺下來。讓你的體重來做這件事。

試著保持這個姿勢大約五分鐘。

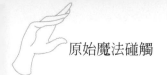

第十章
能量流動的喜悅

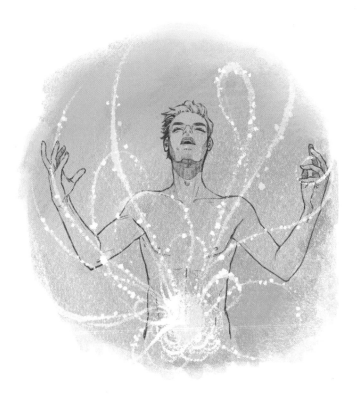

Lovehand™身體工作往往經由連結身體內外的能量，

成為獲得靈性體驗的管道。

我們會在另類療法、新時代或身心靈的觀念中聽到能量這個詞彙。但它到底是什麼意思？

對我來說，能量是對體內流動的生命力的主觀感受。許多人並不習慣深入覺察自己的感受，所以會感到困惑。但凡有過靜心或其他內省經驗的人都有過這個經驗。在體育界，跑者也常在跑步時和跑步後體驗到跑者的愉悅感（runner's high）。如果你問他們那是什麼，他們會將之描述為一種活力的湧現或體內的能量流。

對於要如何描述能量，科學界談到了腦內啡或腎上腺素在體內釋放。我當然支持科學的實證觀點，但我也想在此探討一些主觀的感覺。

從我自己的經驗來看，能量開啓的過程和我們連結自己的能力密不可分。在能量療癒的世界裡，科學思維並不能提供幫助。即使你對自然的能量療癒過程具備深刻的神經學或生化知識，這些資訊也不能幫助你連結內心。你感覺不到神經元和荷爾蒙，你感受到的是能量。這種與自己的身體建立起內在連結的經驗非常有用，所以我們需要發明一種語言或術語，來幫助我們表達這種連結。

你怎麼知道你真的有感覺到

我希望讀者能自己去為本書所說的一切尋找答案。舉例來說，身體中的能量流動總是帶來很好的感覺；突然湧現的能量可能

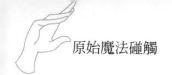

會引發負面情緒，像是恐懼或痛苦，但其下引發反應的能量卻是愉悅的。這些都不是什麼不尋常的體驗，也不難感覺到，你只是需要去留意它們。

一旦我們連結到自己的生命能量，就會感覺到它像身體裡的波浪，被呼吸過程所影響和滋養。吸氣時，能量湧入，讓我們感受到擴展，還有生命充滿身體的振奮感。吐氣時，能量離開身體，消退並帶來放鬆，有如小小的死亡。而在下一刻，它又用生命把我們填滿。

除了呼吸之外，這個複雜的生命能量系統還受到許多事情的影響。例如，食物的品質和種類會帶來各式各樣能量的性質。我們肯定會受到周遭環境的影響。此外，我們的身體也會對觸摸、感官享受、性活動，以及最重要的愛，產生強烈的回應。父母對孩子的關愛，好友之間的情誼，戀人之間的性與浪漫，還有初識的激情漸漸變成長久的摯愛，最終昇華成心靈的體驗。凡此種種都會改變我們生命能量的流動與光輝。

是靈性還是宗教體驗

覺察到我們的能量流是一種靈性體驗。我曾在自己的療癒過程中見證這個神奇的時刻，也曾與學生或案主一起觸及這個受祝福的空間。體驗到你是一股能量流的那一刻會改變你的生命。你不僅連結到你的生命能量流，更意識到周圍的能量。你覺得自己是生命海洋中的一滴水，再也沒有比讓這滴水融入寬廣的海洋更自然、更幸福的事了。

對那些沒有親身體驗的人來說，這些話可能顯得很怪異；而對
那些經歷過的人來說，它們又顯得太空泛。語言實在難以形容
這種體驗美妙而輝煌的特質。我喜歡這種經驗是因為它不屬於
任何宗教或靈性的教義。雖然本書中展示的手法可以讓我們體
會到某種超越性的經驗，但它們絕非體驗神聖之流的唯一途徑。
它是純粹的靈性，沒有經典、教義或老師涉入其中。

身體工作中的能量流

覺察能量流可以支持身體工作，包括物理治療和釋放情緒能量
的工作。在個案過程中，不斷將案主的注意力帶往這個現象會
有幫助。我們的思緒往往集中在身體的感官感受或情緒上，所
以提醒案主內在深處的流動很重要。

我們常把身體和情緒問題當成個別事件。然而，一旦我們感覺
到更多與生命能量流的連結，這些問題就會顯得更具有宇宙性。
這種覺察本身就極具療癒價值。個別事件往往感覺像個問題，
像一種痛苦或恐懼；生命能量流則感覺像來自宇宙的祝福療癒
波。

情緒的（有時也包括身體的）問題是痛苦的，我們自然會想遠
離它們。與它們相遇有時就像墜入深淵。但是，產生對這股流
動的覺察會使療癒變得更易於忍受，甚至令人愉快，因為我們
期待探索內在的成長。但即使具有這種深刻的覺察，也不表示
我們的阻結會突然不見，問題也不會突然消失，但它肯定會讓
我們看到挑戰在那裡。

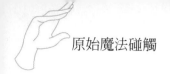

在個案中支持覺察

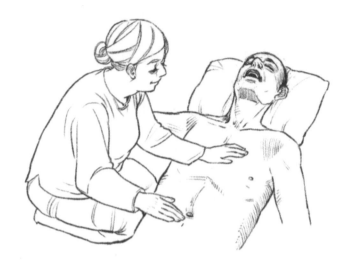

在Lovehand™個案中，我會用不同的元素來創造對生命能量流的覺察。

呼吸——當我引導案主進入更深的呼吸過程時，他們往往會更加放鬆並意識到能量流動。

接觸——特別是在情緒能量釋放個案中，我會使用一種技巧——將我的手放在案主身上。一隻手在胸部中央，也就是心的區域的周邊；一隻手在下腹部的恥骨上方。這種技巧有助於加深呼吸，擴展接受者的生命能量流。手的作用就像案主心理上的錨。案主的頭腦不時會胡思亂想，而接觸的感覺會把他們的注意力帶回身體和感官感受。

想像——我為案主描述一個圖像，協助他們與流動的覺察連結。我要案主想像自己的身體沉浸在一片生命能量之海中。吸氣時，

生命能量進入身體，一直流到骨盆底部。吐氣時，波浪離開身體，好在下一次吸氣時回歸。

本章最後說明了如何進行這種想像練習，可以藉以自我探索。試試看。

物理治療期間骨盆、腹部和下背部的能量流

一旦案主的身體出現能量流動，身體的各個器官就會開始相互交流。人們大多覺得這句話有點難以理解。事實上，我們的身體經常是碎片化的。我們會啟動某個部位，好像它是獨立的個體一樣。骨盆區尤其如此。舉例來說，儘管我們的腿直接連結到骨盆，許多人還是會忘了它們的存在。在我的個案中，我的意圖是將整個身體視為一個整體來啟動。

按摩治療師訓練有素的眼睛可以看出案主的覺察是否在身體中流動。如果他們發現破碎的部位，就表示有東西卡在那個地方。如果他們發覺流動正在發生，就表示他們用的技巧有效。

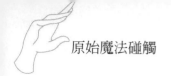

情緒治療中的能量流

Lovehand™技巧會協助案主連結自己內在的情緒和能量；順利的話，也會連結到他們流動的覺知。

這種生命能量波（energy life wave flow）是非常愉快的，並有助於案主深入連結自己的身體。反過來說，這會創造出一個錨，一個安全和快樂的地方，他們總是可以回到那裡。知道自己總是可以仰賴這個錨，可以在觸及並處理內在不適的狀況後回去，會對案主有很大的幫助。

有時，當案主連結到某個情緒事件時，那個情緒的劇情會占據他們的頭腦。在那一刻，他們可能會體驗到情緒的強度，彷彿又變回了孩子（絕大多數的情緒阻塞都來自於童年早期）。他們很容易忘記自己現在已經長大，只是在重新經歷過去那個充滿痛苦和恐懼的創傷。相反的，他們會投入這個經驗並認同它。在這種情況下，療癒這種喜悅的現象就不太可能發生。

情緒療癒會在我們對當下打開心扉，並且帶入覺察的時候發生。這就是為什麼流動的覺察在那一刻至關重要。熟練的治療師可以協助案主覺察到他們是在此時此地，他們擁有進入那個經驗所需的力量與覺知，並且可以讓浮現的能量加入生命的神聖流動中。有靜心的人往往比沒有的人更能理解這個概念。出於這個理由，我總是會給學生和案主出靜心功課。

支持生命能量流經驗的身體工作技巧

在支持案主的能量流動時，治療師必須注意到兩方面：一個是實際的能量流動，另一個是覺察到體內的能量流動發生了變化。

我見過一些案主，他們起初覺得被卡住了，但在我引導他們深呼吸並創造一些移動後，他們就能夠讓生命能量開始流動。但當我問他們是否覺得有什麼不同時，他們似乎並沒有太多感覺。有時候，人們會太過於沉浸在自己的思緒中，乃致失去對身體的覺察。

然而，有件事很重要，那就是案主必須在個案中持續覺察到身體發生的變化。一個好的治療師會協助案主去覺察。例如，在個案開始時，先邀請案主連結身體，注意能量流。稍後，要在個案中繼續邀請案主連結並注意身體發生了什麼事。此時案主就可以和個案剛開始的時候比較，看看發生了什麼轉變。

治療師需要不斷地把案主的注意力從頭腦中沒完沒了的評論拉回來，並把焦點帶回身體，留意當下細微的感官感受。要做到這一點，最有效的方法是持續溫和地提醒案主與身體連結，注意能量的流動。另一個方法則是將一隻手輕輕地放在他們的額頭上，這個動作可以支持案主用靜心的態度與身體連結。

以下是一些實用的技巧，可以支持案主連結身體。

用雙手創造出流動——將雙手放在身體上兩個不同的地方，就好像在兩點之間創造出能量的流動。我的建議是把一隻手放在下腹部，另一隻手放在心的位置。或者試試看把一隻手放在額

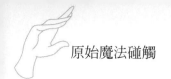

頭上，另一隻手放在心的位置。

手部傳遞——這個動作要在案主呼氣後做。治療師的手從案主的下腹部拂向嘴，以協助他們將能量從下半身帶到心、喉嚨和嘴，讓這些部位經驗並處理這股能量。有趣的是，即使手不接觸案主的身體，只在身體上方幾公分處懸空掃過，這個動作似乎也能發揮作用。

擴散——這是一種必須接觸肌膚的按摩技巧。如果案主是女性，她需要對赤裸上身感到自在。要確定她同意這樣做。你必須詢問她，確認她的意願。如果有必要，這個方法也可以穿著胸罩或隔著毛巾進行。

當案主吐氣時，你的雙手從他們的下腹部往上滑，經過胸部中央到胸部上方。然後，當案主吸氣時，雙手沿著身體兩側往下滑，直到再次來到下腹部。你也可以把向上的動作延伸到肩膀，然後沿著手臂往下移，在指尖結束這個動作。

這個動作就像一個無言的訊息，暗示案主把能量散布到全身，感受生命能量到處流動的快樂。

自我練習

沉浸在生命能量的汪洋中

警告：如果你正在服用精神科藥物或患有嚴重的心理問題，請不要做這個練習。如果有疑問，請先諮詢醫生。

建議只在受過訓練的專業人士的照顧下進行深度情緒釋放。

你可能記得這個練習，因爲它是Lovehand™身體工作流程的一部分，只是這一次你是在自己身上進行。

平躺下來，最好不要用枕頭。屈起膝蓋，把腳掌平貼在墊子上。

閉上眼睛。微微張開嘴巴，讓呼吸自由流動。

伸展，扭動，讓骨盆在墊子上彈跳，以便暖身並放鬆身體。

讓骨盆隨著呼吸的節奏輕柔的捲動。吸氣時向下，吐氣時向上。

如果你感到困惑，不要擔心，只要自然地繼續做。

想像你的身體沉浸在一片汪洋裡。這不是普通的海洋。

它是一片神奇的生命能量之海。這片海洋的波浪——生命能量的波浪——正通過你張開的嘴巴進入你的喉嚨、胸部、腹部，直到骨盆的下部。在吐氣的時候，這個波浪會走向相反的方向。

它離開了你的身體，如此才能在下一次吸氣時回歸。無論來去，生命能量的波浪都在你的身體裡移動。

感受並連結到你身體裡正在發生的事情。

如果身體願意，就允許它移動。

如果你想要的話，也可以發出聲音。

繼續十五至二十分鐘。

做一個清楚的結束很重要，所以你可以考慮設個鬧鐘。

時間到的時候，輕輕地閤上嘴巴，伸直雙腿。

放鬆，然後休息五分鐘。

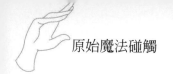

第十一章
性能量與性

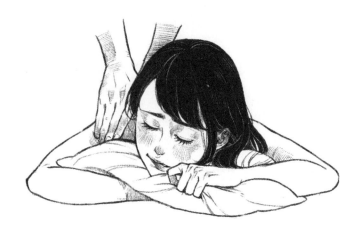

性能量是身體中一股永存的重要能量，

但在身體工作個案過程中處理這股生命力是適當的嗎？

我們如何才能不混淆治療師與案主的角色，又能支持這股能量綻放？性的解放與我們的內在成長、實現生命能量潛能有什麼關係？在本章中，我們將深入探討這些熱門主題。

置若罔聞的燙手山芋

在舉辦工作坊或給個案時，我總覺得性議題是個被置若罔聞的燙手山芋，尤其是在亞洲國家（我住在臺灣）。

性是一個重大議題。它的影響力遍及每個人，卻又深受忽視。然而，我不能假裝它不存在，也不能漠視它需要療癒的事實。在我們的社會中，性是一個傷口。美好的性能量被驅趕到黑暗中，活在壓制、操縱、變態、虐待和暴力的世界裡。性被逐出它所屬的世界——愛的世界。

本書講述的內容是關於療癒和靈性，還有我們與身體、情緒和心靈的連結。我覺得，僅僅談論這些卻不提及性能量毫無意義。因爲性能量正是我們生命的根源，它創造出我們，並且此刻依然存在於我們每個人身上。

我們個人療癒旅程的基本要素之一，就是有能力連結並擁有自己的性能量。大多數人試圖通過駕馭自己的性能量來馴服它，以符合社會常規。我說的社會也包括我們的原生家庭，它對我們的影響最爲強大。控制性能量使它備受壓抑。而由於性是如此強大的能量，壓抑性便導致了各種心理問題，包括性冷感、陽痿、憂鬱、憤怒和焦慮。

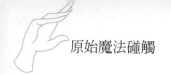

在我個人的成長旅程中，我看到性與高層靈性的連結十分緊密，它可以使我們對自身存在的奧祕敞開心靈。同時，性能量並非一個需要處理的問題。它是身體的基本功能之一。它也是一種健康，甚至神聖的生命能量展現。

我認為性是一朵罕見又備受傷害的花。許多人寧願簡單地把它從生活中剔除，因為它是如此具有挑逗性，又可能令人不安。來自家庭和社會的期望太多，有時似乎不可能吸收這股能量。然而，我們不能——也不應該想要消除性能量，因為它是我們身上重要的組成部分。它是創造出我們的能量。

我一直在想方設法，要經由我的個案和團體來面對這顆又大又性感的燙手山芋。因為我再次獲得並吸收了大量自己的性能量，所以我非常樂於協助我的案主敞開和信任。我們可以一起讓這些與性有關的傷口、羞愧的感覺及情感上的痛苦出現。我將會在這個過程中把與性相關的傷痛攤在陽光下並療癒它們。

性侵害

性侵害是全球性的性壓抑所造成的不幸副產品之一。大部分的女性和許多男性都曾經歷過某種形式的性侵害。這對任何年齡層的人來說都是不幸的，但若這類事件發生在童年早期，就會對人們造成非常深的創傷。

我在可能有性創傷的身體上工作時會十分小心。有時我可以讀懂案主的身體，猜到他們可能在童年時受過性傷害；有時則不

那麼顯而易見。無論在哪種情況下，溝通都很重要；特別是要與當事人溝通，他們在這次個案中能接受什麼樣的接觸。若未經溝通，我們就可能在個案過程中觸發並造成二度創傷，反而造成反效果。一個好的按摩治療師是敏感而細心的，同時他們會鼓勵案主溝通。

最重要的是，要讓案主明白他們可以掌控情況，他們可以要求任何自己需要的東西，如果他們感覺不對勁，隨時可以要求停止。這是他們的個案，他們在過程中是安全的，而且會受到支持。

我曾與一些童年受過性侵的女性工作過。其中一些人認為她們在個案中取得了突破性的進展，而這在諮商式的治療中不曾發生過。她們表示，藉著讓療癒之光進入自己背負多年的黑暗與痛苦之處，她們受到了療癒，並且得以用新的方式來連結身體和情緒。

性是我們活著的原因

性是我們身體中最基本的能量之一。性是一種基本需求，與呼吸、喝水和吃飯的需求一樣。然而，大多數的文化會譴責這種能量，因為多數社會已創造出人為的道德規範，限定人們只能以某些方式來體驗性。但如果性是健康和自由的，它就是一種優雅和快樂的現象。我願與全球肯定性（sex-positive）的聲音聯手，呼籲大家將尊重和純粹的喜悅之光帶回這神聖的能量。它掌管了我們的生存。

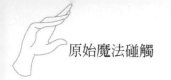

性能量（sex energy）
和性（sexuality）的區別

我必須為本章中經常使用的兩個詞下定義：性和性能量。

性這個字眼指涉諸多事物。它可以指身體中亢奮的感覺，也可以指一個人的性取向。性可以指一個人大體上與性的連結，或許也可以形容一個人感覺或行為有多性感。性可以代表一個寬泛的世界，其中包括所有與性有關的文化和心理互動。

你的性是以你有多傳統或多自由，以及你是異性戀、同性戀、雙性戀還是變性者來定義的。性會受到你成長的方式，以及你從家庭和周遭得到的不同影響所決定。它會受你在這方面遭遇的傷害所決定。性也會受你對性採取的立場所決定——你是正向、好奇和敞開的嗎？還是負向和壓抑的？防衛和否認？或者不幸的，你在濫用它？

我們對性的覺察是成熟和成長的重要部分。一個成熟的人知道他被誰所吸引，因為這種覺知是瞭解我們是誰，以及我們如何與世界連結的重要部分。

另一方面，性能量有一個更簡單的定義。它意味著性在身體中移動的主觀感覺。性能量不一定意味著性興奮，因為你可能注意到性的感覺卻沒有慾望；但它也可能包括性興奮。當某人強烈地散發出性能量時，我們會本能地知道。許多流行歌手和電影明星就是這樣的人，這是一種非常有吸引力的特質。我們通常很清楚性感的感覺。這是一種身體能量，比我們的穿著打扮、是否化妝或頂著什麼樣的髮型更為根本。

性能量可以被壓抑，也可以盡情揮灑。一般而言，壓抑的性會造成痛苦，自由的性則是祝福，但也不盡然如此。有些人把自己的性關在一個小盒子裡，同時對自己的生活很滿意，也有些人在性方面很自由，卻感到極度痛苦。

我無意在此聲稱什麼是對，什麼是錯。我只是希望人們快樂，而我也知道快樂有種種不同的形式。如果我覺得案主正在開啟並重新擁有他們的性能量，我會支持這一點。但這個訊息必須來自案主。

性能量是兩極的

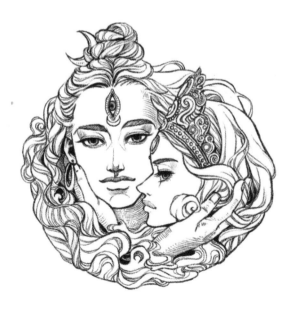

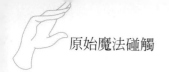

在自然界及我們身上的性都有兩極的表現——男性和女性。我們在某種程度上兼具兩者，但幾乎總是有一方較占優勢。一個人可能在生理上是男性，但由女性能量主導，所以你的生理性別未必就是具有主導性的那一極。此外，我們也可能會在某個人生階段去探索男女兩性的能量。

男性最純粹的性能量形式是一種專注於單一焦點的運動，就像想要穿透女性的衝動一樣。它可以透過性行為或其他方式表達，例如達到商業目標或登山攻頂，但這種運動只有單一的成就目標。

女性的性能量具有開放、廣闊和豐富的感覺。女性是生命能量的海洋——混沌而充滿愛的海洋。它有被愛和被生命穿透的渴望。有很多方法可以表達這種能量，男女之間的性交只是其中一種可能性。照顧自己的身體或關心環境同樣也是表現女性性能量的方法。事實上，每個人都有無數的方法可以用女性的方式感受性。

在辨識案主或我們自己的性時，重點在於去看是哪一極在主導。這個人在什麼時候從陰性轉向陽性，或從陽性轉向陰性？案主抗拒感受兩極的情況也很常見。例如，一個強硬的人只知道付出，對接受毫無興趣。

重要的是，我們必須明白，很少有人身上的兩極是平衡的，而且也不需要如此。擁有不平衡的兩極會驅策我們的生命前進，因為相反的兩極會吸引彼此並且互補。給予和接受；行動和放鬆；黑暗和光明；我們的世界就在這種神聖的陰陽循行中不斷轉動。

性能量和身體工作

在身體工作個案中，我們處理身體能量。性能量是我們身體能量中很重要的一部分，有時可能會在這種工作中表現出來。一般來說，我的工作是致力於打開身體的生命能量流，其中或許會包括性能量。如果我按摩案主的腹部或使用骨盆釋放技巧，他們有可能會經驗到性興奮。

我確實有意識到這是個極具爭議的主題，但考慮到它在療癒過程中的重要性，我們需要開始討論它。我們必須權衡兩者，其一是允許人們在治療環境下表現出性衝動和性能量所可能帶來的巨大益處，其二則是有關誘惑和剝削之類陰暗的可能性。

有一點必須說清楚，除非治療師非常根植大地，否則他們就不該試圖處理性議題。他們最好堅守傳統的專業態度，不要冒險涉入暗流洶湧的性議題。

身體工作者的教育與性

在看待這個問題時，我們必須明確而真誠地捫心自問：什麼對案主或學員最好？此刻我是適合此人的治療師嗎？唯有我們發自肺腑的肯定這件事，才能著手為他們工作。這一點對任何療癒方法來說都一樣，但在涉及性能量和身體工作時，這一點尤其重要。當然，當性能量開始流動時，在繼續進行前先徵求案主的許可也是至關重要的。

在按摩過程中，我會在來到腹部和骨盆區時鼓勵案主加深呼吸。

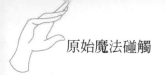

原始魔法碰觸

我可能會接觸穴位，並提供一種可以隨性放下一切的氛圍。上述各方面的加總有時會在案主身上引發性能量的流動，即使案主本人也會對此感到驚訝。甚至有不少案主告訴我，他們以為自己早已沒有這種能量了。

還有許多時候，人們對此感到羞愧或意圖否認。有些案主甚至不承認有性能量出現在他們身上，儘管它明明出現了。他們可能試圖加以隱藏，覺得這是件必須加以忽視的事，就好像它有什麼不對勁一樣。這些都是人之常情，可以理解。

而對其他人來說，這是一種解放的體驗。能夠感受到這種自然的能量流動，並自由地表達性而不用擔心後果，簡直就像一種深層治療。

我是有性生物（sexual being）──這個領悟著實驚人。某些案主是在個案中首次領悟到這一點。這對我來說很神奇，就像看著嬰兒第一次自己走路一樣。

有一個好方法可以支持這個擁有自己（self-owning）的過程，那就是協助案主溝通當下發生的事，無論說不說話都可以。例如，我會邀請案主睜開眼睛看著我，讓他們的眼睛向我述說他們此刻的經驗，這會有助於他們擁有自己的經驗。

性能量的浮現並不是由我主動發起的。我並未試圖引發性能量的流動。同時，我也不會努力改變或去重塑我的案主或學生對性的態度。就像對待體內任何其他種類的生命能量一樣，我從來不會教導或勉強任何人去開啟什麼能量。生命能量的開啟是身體工作技巧的結果，同時案主所處的環境和我與案主的連結

也是重要因素。能量存在於他們不可思議的系統當中，而這個系統決定了能量是否及何時會開啓。

爲什麼性能量會在身體工作個案中昇起的原因相當多樣。性能量是生命能量的重要組成，在我們使用深呼吸和有意識的接觸等身體工作技巧時，身體會自然地有所回應。另外，有些人天生性欲旺盛（研究指出約有百分之七的人如此），很容易性興奮。只是一陣風吹過皮膚，陌生人的眼神，乃至胡思亂想，都可能輕易地觸發這種能量。其他長年壓抑性能量的人可能會在個案中覺得性能量被喚醒了。他們可能會失去以前控制性的模式，並突然發現自己被喚起了性欲。

治療師的焦點在於案主的需求、福祉和愉悅，所以治療師和案主之間自然的性張力的確有可能挑起性能量。有些人會認爲這種張力是危險的；但我相信，如果案主需要探索自己生命能量裡面性的向度，這個張力可能會有用。

治療師可以承認這種感覺，但絕對不能與案主發生性行爲。這是治療性的接觸而非約會。如果案主的性能量昇起，就溫和地向他們確認你的感知是否正確，性能量是否有被觸發。

有時案主的骨盆會出現類似性行爲的激烈動作，卻和性興奮完全無關。我們基本的生存、動物般的能量都儲存在骨盆裡。例如，如果有人發現自己很難信任和放鬆，他的骨盆區就很可能繃得很緊。這個人可能會在個案或工作坊中開始釋放張力，那麼他的骨盆就需要移動。這看起來或許就像性行爲一樣，但眞正發生的卻是別的事情。

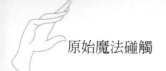

如果你不確定現在是怎麼回事，那就直接詢問案主。支持案主確認有美好的事在他們療癒生命能量時發生。對這個人來說，性可能被羞愧或痛苦的情感所環繞。所以，創造一個沒有批判，充滿愛與自由的空間十分重要。

當然，在個案過程中，我會竭盡所能維護這種體驗的安全與隱私，同時我會向案主表明，我絕不會辜負自己治療師的角色。由於案主此刻可能懷有浪漫的投射，所以把事情說清楚很重要。這種清晰的溝通會為案主的內心帶來信心，使他們能在受到支持和保護時打開心扉，允許能量昇起。

一個壓抑其性能量的身體，看上去和感覺上總好像有什麼不太對勁。某些人可能是骨盆緊繃或下腹部硬硬的。另一些人可能超重，並將額外的重量作為保護，對抗被感知為威脅的性能量流。有時候，性欲受到壓抑的人身材很瘦，感覺彷彿像是乾涸的河床，正在等待賦予生命力的水流到來。

在提供身體工作時，我會回應我接收到的這些感覺。這不是主動地做為，比如：「她的身材很瘦，我得進行瘦子療程。」這很荒謬。我就只是去感覺，接受對方此刻的樣子，並讓這種感覺帶領我的手和直覺。

性和身體形象

我們一直在從身體工作的角度討論性和性能量，但某些身體問題純粹是心理性的。我們如何察覺到自己是有性生物，與我們

的腦袋自認有多少吸引力有關。這種看法深受外界影響，而這些影響力的源頭未必關切我們的福祉。

我們在網路上看到模特兒，並拿自己和他們比較。我們看色情片，並從中學習我們在性生活中應當如何表現，但色情片中的性交是受控制、虛構且舞台化的。許多女性認為她們的乳房不夠大，她們的臉不漂亮，或者她們太胖。又有多少男性希望他們的陰莖更大或更粗，或者希望他們看起來像個健美運動員？

我非常重視支持學生和案主深入感受對自己的愛。真正的愛自己不需要理由或符合美貌的標準。愛自己是一種能力，是能夠赤裸裸地照鏡子，並愛我們所看到的一切。

要讓惡劣的頭腦停止喋喋不休，轉而單純地愛自己並不容易。但若非如此，我們就不會去學習單純的愛自己這門藝術，反而會用自虐般的批判來傷害自己。這對我來說實在是太瘋狂了！因此，去接受有愛心和意識的接觸，這可以支持我們去愛自己真實的身體——它的不完美也是完美的。有很多方法可以學習愛自己的藝術，以下是一個我很喜歡的方法：

找到私人的時間和空間，看著你在鏡子裡的裸體——最好是一面和身體等高的全身鏡。

忽視你腦中必然出現的無情又充滿自我憎恨的喋喋不休，在身上找出一個小地方是你喜歡的。任何部位都可以。也許是肩膀的一角，或是鎖骨與胸骨相連的角度。嘗試一些簡單的事。花點時間，享受地看著那個部位。那天只要做這些就夠了。

每天都做這樣的練習，你會發現你愈來愈能夠愛自己。有一天，

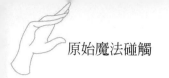

當你用充滿愛意的眼光看著自己赤裸的形象時，你只會看到美。

擁有你的性

為了療癒自己，我們需要像性的生物般擁有自己的性。擁有我們的性是性療癒最重要的部分。我們不是壓抑性能量或讓它無意識地控制我們的生活，而是允許它以本來面目存在。

對許多人來說，承認自己是有性生物（當然還有許多其他特質）並不容易。女性通常覺得承認自己是有性生物意味著她們是廉價或放蕩的；男性則往往覺得一個好男人不應該有性欲。

我們從很小的時候就開始壓抑自己的性能量。我們在嬰兒時期就注意到，每當我們身上出現性的感覺時，父母就會感到尷尬。因為需要父母的愛和關懷，我們就花了很多力氣在阻擋那些充滿活力，卻會給父母帶來麻煩表現。這就是性壓抑的根源。

其結果是，許多「文明的」文化認為公開表現出與性有關的感覺有傷風化。在某些地方，年輕的戀人甚至要避免一起手拉手走路。在許多回教國家，女性必須從頭到腳遮住身體。即使在大多數自由的國家中，裸體也是禁忌，人們認為視覺媒體對性的刻畫比暴力更加粗魯不文。

由於這種能量非常強大，為了壓制它，我們就必須採取激烈的手段，比如繃緊肌肉和扼制呼吸。這些努力會漸漸成為長期的生理習慣，好讓我們的生命能量保持溫馴。然而，我們從未百分之百的成功，因為與性相關的感覺和念頭天生就對我們很有

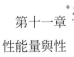

影響力，它們會一直回來。

性能量並不遵守所謂的文明規範和高尚的道德。它是活在每個人體內，極具活力的野生動物。幸運的是，儘管我們竭盡所能地壓制它，它仍然活著。這個重新擁有我們身上的動物性的過程，意味著我們的性能量終將被喚醒。我們應該期待並歡迎這件美好的事。不僅如此，體內性能量的浮現是一個很棒的跡象，這表示療癒正在發生。

浪漫的夢想和對他人的需要

有許多假象使我們陷入拒絕性的牢籠，其中最主要的就是浪漫的幻想，以及需求的假像——我們以為需要靠別人才能滿足自己。雖然有位滿懷愛意的性伴侶很美好，但這種想要有個性伴侶的夢想會破壞性解放的機會。

例如，芙洛倫斯（女）與弗雷德（男）的婚姻中沒有愛情。她與弗雷德發生性關係不是因為她想要或享受性，而是出於對丈夫的責任感；他是家庭的主要經濟來源。

芙洛倫斯當然是一個有性需求的女人。當她一個人偷偷地、匆忙地自慰時，她會幻想一個高大英俊的男人。他有一頭黑色的長髮和強壯的手臂。他的行動既溫和又具有侵略性。她稱這個想像中的人物為賽維爾。他與身材發福又理性的弗雷德非常不同。

如果芙洛倫斯來找我分享她的困境，並表示希望與真實的自我

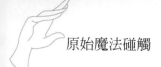

連結，我就會鼓勵她停止把性當成義務這種自虐的行為。我還會告訴她，當她幻想某天會有白馬王子來滿足她時，也同時建構了她無法擺脫的心理牢籠，阻礙她發掘自己真實的性。她真實的性能力屬於她，並不取決於某個浪漫的救世主。

矛盾的是，如果她與自己連結，散發出她美好的性能量，就很有機會遇到一個活生生的男人，與她共享喜悅和歡愉。而且我想，這個人還可能就是老弗雷德。看到他的女人變得如此美妙，或許會喚醒他，讓他憶起自己真實的男性氣概。

色情產品和以心智為中心的性

與往昔相比，如今性已成為一種理性的實體，一種心智產物。我必須說明，我對色情產品並沒有道德批判。在對其進行閱讀和研究後，我發現這個行業中有很多聰明而敏感的人，包括表演者、導演和製片。它絕對不是完全有害的。

一般來說，男人看的色情片比女人多。但有愈來愈多的女性也養成了這種習慣，在網路上觀看他人進行性行為。由於性在大多數的學校和家庭中是禁忌，學校裡只會稍微做一點性教育，父母則和孩子輕描淡寫的一語帶過。因此，易於獲取色情產品就意味著這種具控制性、虛構、舞台化、由演員表演的性活動已經成為頭號性教育者。

性也許是一個人所能感受到最強烈的欲望。它吸引著我們，深深地打動我們。它給我們帶來了強烈的快感，並為我們的生活

帶來令人興奮的野性元素。

我們的性教育課程要如何處理這個重大議題已超出了本書的範圍。只要明白色情產品是每個孩子學習性知識的方式就夠了。它展示了成人生殖器的外觀，以及在性的過程中到底應該發生什麼。但它也教導了對孩子有害的價值觀，例如在性當中缺乏親密與脆弱，而這是性連結中最重要也最珍貴的部分。

色情片是專業人士製作的成品，其目的是爲觀眾創造最大的性刺激。其結果是，它把性體驗推入想像，推入頭腦，而非連結身體。對性來說極其重要的愛與親密的感覺很難在影片中表現，所以它們就被直接捨棄，只在心理上創造出夢幻般虛擬的性。

色情片是想像中的行爲，因此其中充斥著對各種極端性行爲的試探。也許這是成年人釋放陰暗的衝動的好方法，這樣他們就不會眞的在現實世界中嘗試。然而，我實在無法想像，任何一個心智正常的人會贊成把眞槍實彈的色情片當成兒童性教育教材。但這就是今天的情況。年輕的孩子早晚有一天會在手機上發現這些令人好奇的影片，然後它們就成爲孩子的第一堂性教育課。

我們通常獨自看色情片。與自己的性連結其實是我們的性很重要的一部分。然而，如果我們和性連結時總要借助色情片的視覺效果，我們就剝奪了自己連結整個身體的寶貴經驗；性絕不只是來自生殖器或身體其他敏感帶所引發的刺激。看色情片時很難感受到你充滿愛的心。但若你在一個更靜心的環境中與你的性能量連結，就會更容易感受到這種愛。

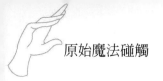

在我的工作中，我支持健康、神聖的性。我並不譴責任何看色情片的人，相反的，我意圖證明人類有能力體驗眞實、生氣勃勃、充滿愛和狂喜的經驗。這種經驗可以讓我們連結到自己的肉慾，同時將之提升爲靈性的狂喜。要體驗這一點，你需要放下手機或關掉電腦，潛入你豐沛的生命能量中。

療癒性能量和情緒療癒

療癒性議題所需要的是：

一、性能量需要在一個安全且具有支持的環境中流動。
二、心需要透過愛的能量與性連結。
三、性需要被感受爲一種全身性的現象，而不僅僅集中在生殖器官。
四、埋藏的情緒需要自由表達。

以上是任何形式的性治療的必要條件。

根據我的經驗來看，如果滿足了這四個條件，人們就很可能獲得蛻變生命的經驗，那會改變他體驗和看待性的方式。

當案主以愛和尊重的態度與自己的性能量連結時，往往會帶動其他領域的治療。當他們流淚時，舊有的恐懼就會出現並被釋放。他們甚至會感到憤怒——他們的性能量向來沒有受到應有的尊重與愛，所以理所當然會感到憤怒。

當情緒釋放時，很重要的是向案主保證他們的反應是正常的，

沒有問題。我會讓他們知道，每個出現的情緒都是被接受的。我不試圖解決任何問題，而是讓他們知道自己的情緒只是一種自由的表現。

這種療癒需要勇氣，要有勇氣做自己，而非表現出家庭和社會加諸我們的自我形象——通常是出於為你好的意圖。我的工作是支持那些勇於朝這個方向邁進的靈魂，哪怕只是小小的一步，你都擁有我的愛與尊敬。

性和心本來就連在一起

我們偶而會被撩起性衝動，有時則是我們的心被觸動並變得更敞開。這兩種現象看起來好像非常不同，但其實是相通的。

我們很難符合許多宗教的理想，一天二十四小時都當個純潔又有愛心的人。夜半潛行的念頭總讓我們產生禁忌的想法和感覺。反過來說也一樣。有性無心的人遲早要面對強烈的空虛感，感到一種孤獨的悲傷。

這些愛與性的能量本來就連在一起，它們是同一股能量。當我們墜入愛河時，就會感覺到它們。突然間，我們的心和性一起跳動，感覺如此美好。即使沒有相愛的伴侶，這種神聖的連結也可以發生。事實上，你最好親自經驗這一點，以便熟悉它。然後，當你的身體學會愛性一體時，就很難再回到片面的版本。把愛和性結合在一起的感覺真是太好了！一旦你在身體裡感受到這種快樂的光輝，你一定會吸引到一個能產生共鳴的伴侶。

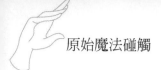

這眞的是一份禮物。

在Lovehand™身體工作個案中，如果性能量開始流動，我會用不同的方式提醒案主，他們有心，他們的心正在此時此地。一般來說，把手輕輕地放在胸口中間可以提醒他們擴展並連結這個部位。

性與靈性

性被視爲生命能量最強烈的展現。儘管性能量在體內有很強的存在感，我們大多數人都知道這是創造我們的能量，但這種能量仍被視爲禁忌。有些宗教甚至認爲有靈性就表示沒有性欲。人們大多不認爲性是靈性的事物，因爲靈性是關於祈禱和靜心，連結到的是教堂和寺廟。所以這一點或許會讓人十分驚訝——靈性體驗可以和性興奮結合。有各種不同的傳統承認這種靈性與性的連結，並有辦法讓其信徒體悟當中的奧祕。道教與印度譚崔是兩個著名的例子。還有在許多薩滿傳統中，性能量也是連結心靈與自然的儀式的一部分。

事實上，一旦我們以一種有意識、充滿愛的方式與我們的性能量連結，生活往往就會向我們展示下一步，下一個可能性。這有時會給我們帶來靈性和宇宙性的體驗。我們需要賦予性神聖的地位，那是它過去的位置。它既不髒也不低級。它是我們深入大地的根，也是通往天堂的門；但要體驗到這一點，我們需要敬重它，滿懷愛意地關注它。

釋放性能量的好處

如前所述,性能量有時會被腹部按摩和骨盆放鬆技巧喚醒。當它出現時,我會請案主接受它,感受它,並允許它自由地表現出來。這本身就是美好的療癒。在絕大多數的情況下,這對案主來說是一種正向且自由的感受。有許多人報告說他們在其中獲得深刻的心靈體驗。理想上,這種敞開有助於讓人們取回自己失去的性特質。在這些情況下,我會提醒案主喚醒性能量的好處,包括:

一、更快樂和放鬆。
二、較少出現強迫性性行為,性的流動更自然。
三、性表現更好。減少性冷淡、早洩、陽痿。增加親密感覺。
四、免疫系統和血液循環更好。
五、膚色更好,看起來更年輕有光澤。
六、心理狀態更好——更快樂,更有自我價值,較不焦慮。
七、降低自我傷害或濫交的傾向。

我個人的角度

我對這趟美好的旅程十分感激。我曾與身體相當疏離,並將性視為麻煩和危險。童年早期的經歷讓我覺得性是應該避免的事,但透過許多療癒的過程,我開始擁有並珍惜我的性能量。這段性療癒的旅程給了我一段精彩刺激的生活。雖然現在我和心愛的妻子擁有幸福的一對一關係,但過去我曾有過不少伴侶,也嘗試過開放式的關係。

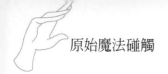

我不是道德魔人，也不熱衷於批判他人。任何人要如何定義他們的性關係，都是他們自己的選擇。我曾經驗過各式各樣非單一配偶式的生活型態，並且藉著這些辛苦的努力才得以建立有愛的單一配偶關係。因此，我尊重每個人的選擇，只要它不會傷害自己或他人。

這些年來，我的心已經變得柔軟。我之所以有能夠連結自己有愛的部分，是因為曾有許多人和治療方法觸動了我內在的療癒過程。例如，我瞭解到連結男性能量並不表示我必須強硬，不顯露感情。當我對自己的男性性能量感到更自在時，我就能夠敞開和放鬆。而且我發現這種平靜並不會使我虛弱，事實上，它使我成為一個更好的情人。我還發現自己同時攜帶著女性能量和男性能量。或許我的男性能量占有主導地位，但女性能量也是我很重要的一部分，擁有它可以豐富我的生活。療癒的過程沒有終點。我仍然在尋找新的方法來開啟並接受這狂野而神祕的能量。

讓我深感幸運的是，我曾經歷過一次神奇的轉變，它令我對分享和支持這種療癒產生極大的熱情，因此儘管我警告過度狂熱的讀者不可涉足自己沒受過訓練或沒有準備的領域，我還是樂於支持任何難以連結自己的性的人。請不要為此感到羞愧。這些感覺可能正是一段偉大旅程的開端。你可以從找出如何開啟和移動你的能量開始。留意那些能夠支持你內在旅程的人、過程和情境。

性是一個瞬息萬變的領域。就其原始的本質而言，它是一股火熱的能量。要瞭解這些特點，在你的旅程中盡可能抱持開放和

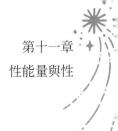

尊重的態度。這是一個重要的探索，祝你一切順利！

面對性興奮的專業困境

傳統上，大部分的身體工作者會在案主表現出性興奮時把手拿開，好讓他們「冷卻」。如果案主在興奮狀態下要求繼續進行個案，那就拒絕他並離開房間。這種反應有個問題，就是會強化對性的負面態度。它會讓當事人覺得好像做錯了事，因而助長了羞愧和內疚。然而，我們的生命能量並沒有什麼可恥之處。另一種常見的做法是忽略這股衝動，繼續若無其事地按摩。這種態度可以應付單純的身體按摩；但若你給生命能量空間，允許情緒在按摩過程中浮現，卻忽視如此強烈的生命能量，那就顯得很奇怪，好像你並沒有把案主當成一個整體來對待。

有一些身體工作者會藉此占便宜，和信任他們的案主發生性關係。我必須清楚地表明，我強烈反對這種行為。它會埋下許多不良後果的種子。這是一種惡劣的行為，會對案主造成嚴重的錯亂和傷害。

幸運的是，我們還有另一種方法。治療師可以允許性的表達，同時保持必須的專業距離。一個好的治療師可以用專業的方式來保持親密的關係，同時不會影響到治療師和案主的角色。

如果案主出現性興奮，你不需要譴責或忽視他們。相反的，要與案主溝通，說明此刻發生的事是美好而自然的，並鼓勵他們允許能量在身體中移動。我經常邀請案主睜開眼睛看著我，讓

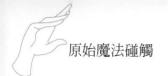

他們的眼睛表達正在發生的事情。治療師需要瞭解，在那一刻，案主可能會將自己渴望的性伴侶角色投射到治療師身上，甚至會試圖勾引治療師。瞭解這種動力是保持不受干擾的關鍵，如此才能維持清楚的角色：治療者和案主。

即使治療師自己突然感覺到性衝動也沒關係，他們應該單純地繼續工作。感覺並接受它與對它採取行動有很大的區別。接受是美好的。保持正直的態度，則你的案主永遠不會覺得有什麼不對勁的事發生。如果你因此出手與案主發生性關係，那就是很清楚的犯罪行為。

我知道有些治療師提供性治療，包括作為替代情人與案主發生性交流。這種情況似乎不太一樣，因為案主是有意識地選擇了這個方法，並認為這種經驗可能具有療效或支持性。我不譴責這種做法，也不認為它是侵犯或犯罪。我關心的主要是它對案主是否帶來利益。

連結和表達性能量的團體活動

我們可以在各種小組活動中探索和打開性的特質。我們不必讓人興奮也能觸及性能量。生活在臺灣，我經常和亞洲人一起工作。性對他們來說是一大禁忌。與他們連結的好方法是通過遊戲。在好玩又性感的舞蹈或肚皮舞課程中（由我帶領！）所有的學生，包括男生，都變成了具有異國情調的性感肚皮舞女郎。

以下是連結和表達性能量的階段：

獲得信任——學生需要在工作坊開始時宣誓保密。鼓勵他們創造一個自由和信任的「泡泡」。提醒他們這是一個獨特的機會，這個團體可以創造出一個人們不受批判和評斷的環境。

放下控制——鼓勵放鬆和放下，使用一些在骨盆和腹部工作的生物能練習，也可以做一些有助於骨盆放鬆和能量釋放的靜心技巧，像是奧修亢達里尼靜心等。

允許表達——有一些活動可以鼓勵學生用聲音和肢體來表達性和感官歡愉。我喜歡用好玩、戲劇式的方法，比如：用亂語對話，其主題可能是「什麼會真的讓我興奮」。當我們做亂語時，每個人都會覺得可以自由地「說」出來，然後就製造出種種搞笑的場面。而在可能觸及性能量的呼吸活動中，則可以鼓勵學員用聲音來表達，並支持他們克服羞怯。

處理隨著能量釋放而出現的情緒（羞愧、恐懼、痛苦、受虐的記憶造成的情緒）——通常只要有性能量出現，幾乎總是會有羞愧、恐懼和憤怒等情緒隨之而來。特別重要的是，不要控制這些情緒，就讓它們浮出水面，並且得以表達和釋放。

擁有並慶祝性——我們必須一再強調這件事：性是自然的、美好的、屬於我們自己的。對許多在壓抑的環境裡成長的人來說，性可能看似一種外來的力量或怪異的活動。我們必須提醒大家，它就是我們自己，它是美好的，令人驚嘆的！

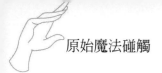

如何成為處理性能量的身體工作者

這個重要的領域對物理治療和按摩業來說仍是個懸而未決的課題。以下是我對身體工作者的教育願景；從芳療按摩師到身體心理治療師，凡是涉及接觸並會觸及性議題的專業皆可適用。

最重要的是，要停止對性能量的恐懼。我們需要允許它，而非像某些按摩院那樣利用它，或像許多專業物理治療師那樣忽視它。我很清楚，在把性引進療程的時候，有許多事情可能會走偏，而這表示從業人員需要接受培訓。適當的身體工作培訓計畫可以使從業人員做好準備，在進行治療性接觸時處理性能量與性的表現。

這種培訓應該包括：

靜心——這是最重要的因素。靜心會帶來內在的平靜、歸於中心，以及與自己和他人深入連結的能力。它也是在執業者心中培養慈悲與愛的態度時不可或缺的。靜心會在內在創造出一個小空間，於是當性能量在個案中出現時，執業者仍有足夠的空間和寧靜來容納它，不必對它作出反應。就算執業者也興奮起來，他還是可以輕鬆地保持平靜與正直，並記得自己身為治療師的角色。

靜心的方法很多。有人可能藉由內觀靜坐連結到靜心，有些人則是透過舞蹈。這兩種體驗都同樣有效。

執業者的性壓抑——想照顧別人的人必須關注自己的個人成

長，這才是明智之舉。無論人們認為自己有多自由和快樂，治療和諮商都是有助人們成長的情緒探索方法。這在性的領域尤其重要。

治療師需要能夠在自己及案主身上辨認出身體如何攜帶壓抑的性能量，並學習如何加以釋放。一旦能量得到釋放，當事人就會意識到它，並因而體驗到生命的喜悅。

只有受壓抑的性能量才會迫使一個人做出強硬或暴力的舉動。許多人由於是在保守的家庭中長大，或許無法完全釋放性能量。然而，我們的目標不在於完美，而在於承諾將這寶貴的能量從羞愧和恐懼中解放出來，恢復自然的流動，猶如棄暗投明。

對性道德的深入研究——不同的文化對性道德有不同的定義。很多時候，這些觀點沒有被表達出來，反而是一種潛意識的行為準則，支配著我們的行為和互動方式。執業者應該瞭解自己和案主的這些信念。

深入研究性興奮的本質——學習性興奮的生理學、情緒反應及模式將有助於瞭解案主。

對性侵害的研究——治療師應該瞭解性侵害的跡象以及與性侵害倖存者一起工作的治療策略。什麼時候適合提供治療性的接觸？什麼時候應該避免？如何處理在個案過程中浮現的創傷？此外，治療師還要瞭解再度受創的危險性。

深入研究治療師與案主的關係——就治療性接觸與性而言，什麼才算是越軌的行為？如何處理性或浪漫的移情？如何維持治療師與案主二者的角色，為案主建立一個真正安全的療癒環

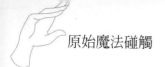

境？如何領會性能量的浮現是份禮物，也是療癒的標誌而非問題？

這種理想的課程並非幻想。世界各地都有教導「新譚崔」和「神聖之性」的學校，並已爲其學生提供了類似的教育途徑。但是這類組織的規模還很小，而且並不隸屬任何政府認可的學程。當然，也有一些學術課程和訓練是爲培養處理性議題的專業人員而設置的。但就連性治療師在處理性興奮時也未研習過接觸技巧。另外，不幸的是，靜心通常不是任何專業培訓的一部分。

我經由個人的旅程獨自完成了上述步驟。我知道身體工作者若要處理人類能量所有的表現，就不能缺少這些教育。

穴位按摩和其他支持性能量的技巧

治療師提供給案主的支持大多無關技巧，而比較是關於態度、接受性，還有爲案主在脆弱的情境中守護安全感的能力。正如我在本書中強調的，在情緒和能量工作中，技巧只有在與案主連結的前提下才有意義；尤其當性能量在個案中浮現時更是如此。

第一個重點是讓案主承認並接受身體裡正在發生的事。我們需要瞭解，性能量的甦醒可能會讓他們很驚訝。他們沒有想到性興奮會發生，但它的確就在這裡。

有一種可行的方法是詢問當事人：「現在怎麼了？」或者溫和地詢問他們是否注意到性能量開始移動。在某些案例中，當事

人可能會把這當成困擾，而不允許自己感到愉悅。如果我察覺
到這種情況，就會要案主口頭肯定當下發生的事情感覺不錯。
如果我覺得這樣做對案主有支持，就會請他們重複肯定幾次。
如果他們覺得尷尬，我就儘量不勉強他們表達自己。另一種方
法則是請他們睜開眼睛。我會請他們看著我，讓他們的眼睛來
表達當下的感受。

無論是語言表達或眼神接觸，情緒反應通常都會隨之而來。羞
愧可能會隨著不受尊重的痛苦記憶升起，或者浮現出被侵害的
恐懼和憤怒。某些人則會經驗到一股喜悅之情。那是一種能夠
自由表達這種根本性的能量，不會因此遭受批判或譴責，也無
需擔心後果的喜悅。與之相反的，他們可以慶祝這種能量，這
是他們的存在當中一個神聖的向度。

在某些案例中，我會感覺到性能量開始移動，但這個身體試圖
控制它，讓它聽話。如果是這樣，我就會請案主捲動骨盆。我
可能會溫和地引導骨盆，向它展示這個動作怎麼做。這有助於
案主從抑制能量轉為自由地流動。

同樣地，我會鼓勵案主移動手臂和雙手來表達能量；也可能鼓
勵人們用聲音來表達，這有很大的釋放效果；或者，我可能會
用一些按推的手法，但並不是為了喚醒案主的性慾，因為這是
一個療癒個案。

按推的手法有助於擴散能量流，以及釋放被封鎖的能量區域。
舉例來說，我可以從下腹部開始，從身體中間往上滑到上胸部，
然後沿身體兩側返回。若要按推背部，即使案主大部分時間是
仰臥的，我仍可將手滑進他們的背部下方並打開能量流。

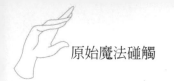

我也可能會使用穴位按摩，特別是在骨盆區周圍。為此，我會動也不動地按壓一個點。這有助於使案主將能量聚集在那裡，留意到那裡的阻結，同時期待它會鬆開。

在某些情況下，最好完全不碰觸案主。一切都要視個人的情況而定。

注意事項

這聽起來可能與性欲很有關係，而在許多情況下的確如此，但又和大家一般的想法不同。治療師和案主的身分是不可動搖的。個案的目的不是性享樂——性享樂本身沒有錯，只不過它不是我們的目的——而是意識、內在的連結與自由。治療師扮演的是協助者的角色，好讓個案的目的得以實現。

當然，案主可能將情人的角色投射到治療師身上。這還蠻常見的。這不一定是壞事，就像在古典心理學中，移情作用是遊戲的一部分；它甚至可能是有幫助的，因為強大的信任可以支持案主釋放內心深處的情緒和能量。

重要的是，它發生在「治療師－案主」關係的結構中。移情作用可能發生在案主的心裡，這沒有關係。然而，治療師絕對不該付諸行動。

案主沒有責任去理解治療師與案主之間的動力。如果他們有這類表現，治療師不應該讓他們感到羞愧。這是有可能發生的。然而，治療師絕對不要在性上面隨之起舞。

我所有的案主都能夠直覺地理解這種嚴格的「治療師－案主」關係，幾乎從未發生過案主試圖越界的情況。在非常罕見的案例中，如果案主確實越過了界限，我只會溫和但明確地提醒他們，這是一個療癒個案，我們之間是治療師與案主的關係。說到底，設定個案的界限應該由治療師而非案主來做。

我不是第一個支持把性能量加入能量個案的治療師。然而，也有一些治療師在案主最脆弱的狀態下占他們便宜。請不要把這本書或其中描述的工作程序當成侵犯行為的藉口。性能量是神聖的，請給它應有的尊重和關心。身為一名治療師，請確保你已經為這樣的相遇做好準備。你應該能夠待在你的中心，並記住你的角色，即使你感覺到性衝動。

再度連結性能量

這個練習本質上是與性有關，建議在絕對獨處，不受干擾的情況下練習。這是一個神聖的練習，應該像靜心般專注，以關愛及自我尊重的態度進行。你應該有一個明確的意圖，例如：發現身體的愉悅感中屬於心靈的層面。

首先，準備你四周的環境。

清掃和整理房間，讓它看起來感覺很放鬆，而不是雜亂無章。

調暗燈光，也許點幾根蠟燭或一些線香。

確保房間足夠溫暖，但不要太熱，有適當的通風。

脫掉衣服。

從五分鐘的靜坐靜心開始。

注意你的呼吸，注意能量和身體上不同的感官感受。

現在，繼續坐著，如果想要躺下也可以。

開始以一種官能性的方式觸摸自己。在到達生殖器之前，慢慢地摸遍身體的每個部位。

要確定你有充分地呼吸。

有時在性興奮發生時，人們會傾向摒住呼吸。

因此，花一些時間來確認你的呼吸是放鬆和流動的。

當你開始感覺到性歡愉時，確認你有在覺察自己的行動，並且懷有與身體連結的意圖。如果你需要幻想，要確定你有回到真實的身體感官感受上，儘量不要太迷失在頭腦中。

在繼續取悅自己時，要確定你不僅關注著生殖器，同時也要關愛身體其他的部位——腿、腹部、胸部、脖子和臉。

想像你正在把性能量散布到全身。

記得要呼吸，讓身體移動，讓自己發出聲音。

這應該是一種自由的體驗。

允許自己暫時放下文明的自我，回歸原始和野性的自我。

隨著允許自己愈來愈自由，與性無關的情緒也很可能會出現，比如：羞愧、恐懼、痛苦甚至憤怒；這樣很好。允許這些情緒存在，包容它們，不要推開它們。

如果你是男人，儘量不要急著來到射精高潮。

放鬆下來，盡可能多待在這種連結的體驗中，允許這個過程。

假如妳是女人，萬一高潮自然發生，那就讓它發生，但儘量不要催它發生或試圖達到它。

我建議在這個練習中不要使用那種意圖「榨」出高潮的性玩具。

最重要的是你連結到自己的性能量，而不是達到高潮。

當你覺得夠了，就恢復放鬆的坐姿，停留片刻，享受寧靜以及與自己身體所建立的親密連結。

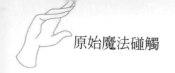

原始魔法碰觸

第十二章
靜心、靈性與身體工作

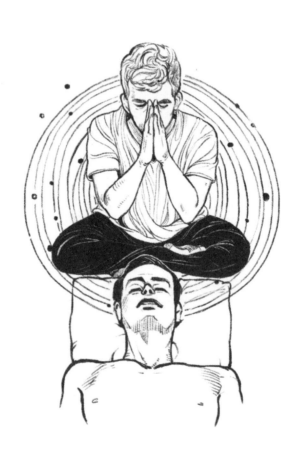

靜心的概念始終貫穿在這本書中，有時很明顯，有時隱藏在文中，但我相信真誠的讀者能感覺到它始終存在。我有充分的理由把靜心放在首位，而不是因為我個人喜歡靜心而已。如果沒有靜心的經驗，沒有寧靜的臨在，Lovehand™身體工作就不能被真正理解或實踐。由於靜心如此重要，我要把這一章獻給人類寶貴的靜心經驗。如果你還沒有靜心的習慣，我想鼓勵你試試看，找到你獨有的方法來進入靜心覺察的領域，這是最偉大的禮物。

歡迎每一個人

人們大多把靈性的體驗附加在宗教或信仰上。我尊重所有的信仰，因為人們可以藉此經驗到靈性這項珍貴的禮物。但就我而言，我並未信奉任何宗教。我是猶太人，但在一個無信仰的家庭中長大。對我來說，靈性是一種自由的現象。我是在文化、社會或宗教背景之外接觸到靈性的，因此我十分歡迎具有任何信仰的讀者學習和吸收這些技巧，瞭解本書的內容。

靜心般的身體工作

我總是在靜心的狀態下來做身體工作，無論其中是否包括情緒治療的元素。我的動作就像靜心一樣；在與案主一起工作時，我會同時保持著如靜心般的覺察。這表示我不只專注於案主，也注意到自己的身體和能量狀態。我會持續回歸內在祥和平靜

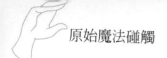

的中心，即使強烈的情緒表達正發生在我的眼前。

我在學習泰式按摩時，學到如何觀照自己的呼吸；這個方法可以幫助我做到上述這點。此外，奧修的教導也幫助我學習——其實應該說是除去學習（unlearn）——如何在任何情況下都能回到自己。

調頻的藝術

對一個身體工作者來說，調頻的過程有兩個步驟。

第一步是連結自己。閉上眼睛，主要透過觀照呼吸的吸氣和呼氣來連結自己。然後觀察內在的感受——你是平靜的還是激動的？你注意到什麼情緒？有任何身體上的不適嗎？你覺得精力充沛還是疲憊？覺察意味著只是注意到那些事，但不試圖去改善或改變什麼。如果變化隨著覺察自然發生，那也沒問題。重要的是保持警覺，同時內在卻是安靜與靜止的。

第二步是輕輕地張開眼睛，觀察案主。注意他們的呼吸如何。注意他們的身體看起來是緊張或放鬆的。在留意案主時，同樣重要的是不要忘記自己。要留意到去感知對方對我們有什麼影響。有一些奇妙而難以言喻的事會在這種時刻發生，那是一種同步，一種連結。通常，我們會發現自己突然和案主以同樣的節奏呼吸。重要的是，這種現象是自然發生的，不是治療師主動去做的。

許多身體工作者犯了一個錯誤，就是試圖與案主一起呼吸。這

不僅是個錯誤，還可能讓我們錯過產生奧祕的連結的機會。單純的接受和覺察並不費力，而且感覺非常親密，就彷彿你看到了某人靈魂內在隱蔽的部分。這種連結非常微妙。

覺察高於一切

按摩治療師的主要目標在於使身體放鬆，以及偶而緩解某些骨科問題。但就我的工作來說，這些公認有價值的目標只是次要的。我的主要目標是協助人們留意到身體某個區域有個難以覺察的黑洞，並開始去連結它，就好像用內在的眼睛將光照進身體黑暗的角落一樣。

這個覺醒的過程正是靈性經驗與靈性潛力的核心。事實上，這就是療癒過程的神聖核心。深度覺察是一種非常重要的經驗，一旦它發生了，療癒過程可能就會隨之發生，彷彿存在要藉此教你一些宇宙性的真理。

放鬆地覺知令人陶醉

當我說身體工作是一種靜心時，是就案主和治療師雙方而言的。如果給予者正在靜心——覺知地移動和連結——就會創造出某種氣氛，某種能量場，那是具有感染性的。在這樣的環境中，人們很容易就能進入放鬆地覺知這種妙境。能夠一言不發地帶領別人進入靜心是何其美好而有意義！

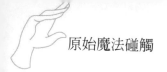

無目的的連結深具魔力

我的建議是，明確的意圖並不會促使調頻（tuning in）過程發生。調頻比較像是放鬆地覺知帶來的副產品。有些事只有在兩人都十分放鬆的時候才會發生；就像和老朋友聊天一樣，說話只是為了和朋友連結，沒有別的目標或用途，但這看似漫無目的的行為卻極有價值。

有點矛盾的是，在這個心理調頻過程中，治療師必須超越治療師或療癒者的角色——這些角色有明確的目標，比如改善案主的某些情況——單純地想要瞭解這個人、這個身體、這個生命能量奇妙而獨特的展現。你學到並且信任，當你像這樣放鬆時，仍然可以提供很好的個案；事實上，這會增加你作為療癒者的能力。

讓更高的力量作工

Lovehand™身體工作或多或少受到一些不同的療癒模式的影響，並且與靜心有很深的連結。在觸碰案主的身體之前，我會閉上眼睛，設定我的意圖。我會邀請更高的力量、更高的能量來透過我工作。我覺得自己只是那股力量的通道。我並不真正明白自己當下的言行。我只是信任，而最終我所做的果然就是案主需要的。

在治療師和案主之間可能會發生某些更深入的交流，上述經驗就是其中一部分——在個案中，治療師的能量包裹著案主，可

以說那些更深層的經驗就是經由這種特殊的連結而發生的。

親愛的讀者，我想邀請你敞開心扉，接受一種可能性，那就是我們的頭腦無法完全瞭解發生在我們內在與外在的一切。我們屬於某種更大的能量，它有自己的智慧。

無條件的愛是自由的

靜心是件神奇的事。只需要規律的練習簡單的技巧，我們就能將意識從世俗轉向神聖。觀照呼吸這個簡單的行為就有很大的潛力，可以使生活變得有意義、奧祕、輕鬆……但靜心非常容易被誤解。這是因為許多宗教團體聲稱這個層面的意識專屬自己獨有。然而，靜心其實是獨立存在的。它自有其重大的意義，而這和任何特定的宗教或文化完全無關。

我認為靜心揭示了我們天然的本性。它不屬於任何人。所有被靜心吸引的人都可以使用它。這是一個體驗生活的機會，也是一個美妙的深度之旅。這是一個機會，可以讓我們脫離機械化的行為，發現自己獨特且有意識的生命之旅。

我的靜心之旅

我是一九九〇年在日本東京當街頭藝人時開始接觸靜心的。當時我每天在繁忙的街頭或公園裡表演小丑默劇，然後從現場觀眾獲得收入。身為一個菜鳥藝人，我內在的情緒世界極其依賴

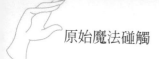

觀眾的回饋。

碰上好日子時，我會收獲許多觀眾的喜愛，賺到不少錢，然後整天都亢奮、快樂、開心的要命。要是碰上糟糕的日子（似乎要比好日子多），路人把我當成討厭鬼，我就會很沮喪。這真的很要命。

我終於意識到自己的心理狀態很不對勁。我徹底地受到外界擺布。然而，不知怎麼地，我覺得除了這列情緒雲霄飛車外，我的內在深處還有另一層實相。我必須找到一些東西來讓自己落地。

我透過坐禪找到了它。

我在東京的一棟辦公大樓裡遇到了著名的禪師西嶋和夫（Gudo Nishijima）。他不是寺院裡的和尚，而是一家化妝品公司的會計！我喜歡這一點。他送我他的書《遇上真龍》（To Meet the Real Dragon）和一本實用的小冊子。那本小冊子教的是印度教的觀息法門（anapanasati），剛好符合我的需要。我不認為自己做得下去更嚴格的禪宗修行——睜開眼睛，單純地坐著。

我在自己的房間裡練習。從坐十五分鐘開始，慢慢延長到一個小時。我還開始使用在跑步或走路時觀照呼吸的技巧。最後，我終於連結到我最需要的東西——我的中心，我內在的寧靜。我找到了珍貴的清醒之鑰；同時也找到了一扇門，讓我看到我們不可思議的真實本質。

然後我在街頭表演火舞時測試了這個新發現的寶藏，看我會不會再次陷入過去騷動不安的情緒反應。結果比我預期的效果更

好,而且我還學會了對輸贏更加超脫。我想這些使我變成了一個更好的表演者。我變得更平和,更臨在,也更認真;這對我當時在做的喜劇類的肢體表演很有幫助。然而,街頭的生活並不容易,我也會感到孤獨。我需要找到一個社區,讓我能繼續探索靜心和我的療癒過程。一個能讓我這個自力更生、奇怪的街頭藝人感覺像家的地方。

印度普那(Pune)的奧修度假村(Osho Resort)──當時被稱為奧修社區,正是我所需要的地方。那個國際社區裡有各種不同的人,他們教會了我更多驚人的靜心療癒技巧。在接下來的十年裡,那個地方成了我的家。我在那裡探索了各種靜心技巧,愈來愈深入我自己。我想我是需要不同的技巧來哄騙我那非常頑固的頭腦。當我探索自己如海洋般兼具狂野與沉靜的本質時──也是我們所有人的本質──我所學的每個新技巧都能讓我有所收穫。

沒有一個地方是完美的,普那的奧修中心也不例外。但是,對我來說,那個地方正好符合我的期望。

我並非在推廣某種靈性系統或私人愛好,但奧修的靈性途徑極具包容性,而且對我很有效。我學到了在市井中靜心並找到自己的佛性意識──不是通過像僧人般過著避世的生活,也不是通過否定自己日常生活中的快樂和痛苦,而是通過覺察生活的每個向度。此外,奧修打破了一般傳統的看法,他不認為情緒是對靜心的干擾;相反的,他鼓勵人們表達和釋放壓抑的情緒。他還因對性的態度而聞名──或許應該說是聲名狼藉。他鼓勵靈性追求者擁有、慶祝和敬重自己的性。

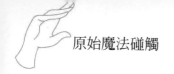

奧修有兩個著名的靜心技巧,叫做動態靜心和亢達里尼靜心。這兩個靜心都包含了像是強烈的呼吸、情緒表達、震動和舞蹈等元素,然後靜心者才會進入寧靜的階段。將動作納入靜心技巧很有意義。當然,像內觀(Vipassana)這樣的靜坐靜心也沒有什麼不對。我已經做了很多年,而且非常喜歡。但內觀是在與現今非常不同的時代設計的。它是在幾千年前設計和進行的,當時的環境自然而安靜,而且人們從事更多肢體活動,頭腦會比較安靜。在那個環境下,靜坐對靜心者來說很容易。

今日的我們大多生活在城市中,天天被手機、電腦和電視上的資訊所圍繞。此外,我們的活動量遠少於古代的祖先。他們白天大部分的時間都在活動,而我們大部分的時間都坐著;因此,包含活躍性的動作在內的靜心技巧會對我們特別有幫助。

我在多年的靜心探索中注意到,靜心的現象比任何技巧都重要。它揭露了我們不可思議的實相。即使不是在靜心的時候,我們也可以進入這個實相,比如非常危險的時刻,或是純粹的喜悅的時刻。它可以發生在和戀人做愛時,也可以發生在大自然中散步時。

要完整地描述靜心是不可能的。任何有經驗的人都知道,它如此深邃,就連偉大的詩人也無法傳達。或許我們可以說它是一種覺知的狀態——你意識到當下發生的一切,但沒有任何執著。這個描述很接近了,但仍然少了靜心散發出的野花的芬芳。它是很個人化的經驗。可以肯定的是,一旦你嘗到了靜心的滋味,它就不再是個人化的了。每個人都擁有同樣的空間。這是我們與生俱來的權利。

服務的快樂

靜心使我明白，為他人服務是我最大的快樂。這是我樂於提供的服務，我很感激能有這份榮幸。

靜心會讓心保持清新和純真。靜心會把你帶入當下，而一旦你的心來到當下，它就回到了童年時的模樣。或許你還記得那個狀態，那時你看到任何事物都宛如初見。

身為一個治療師，這種態度和狀態十分珍貴。我們要去連結，而不是分析或批評。每個新發現、每個可能在個案中出現的新開始，都會令我們感到驚奇和興奮。這種純真的興奮令人十分陶醉，你的案主可能也會感覺到。看到一個人從漠不關心變得興奮和感激實在很棒。

慈悲和仁慈

泰式按摩與泰國佛教有關。在這個信仰體系中，有一個很美的原則叫作梅塔（metta）。它的意思就是愛的仁慈或愛的慈悲。理論上，泰式按摩治療師的每一個動作都應該是梅塔的表現；而要在一個人的心中實現梅塔的方法就是靜心。在Lovehand™身體工作中，我珍視這種態度，並將其視為我的指路明燈。

與案主連結是最快樂而自由的體驗。無論他們的長相或行為如何，也無論他們是年輕還是年長，都要抱著梅塔的態度。一旦你領會了梅塔，也就領會了同理心。同理心對所有的治療師都很重要，而對那些從事情緒工作的人尤甚。只有具備同理心的

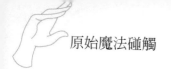

原始魔法碰觸

治療師才能完全對案主的情緒世界敞開。只有具備同理心，你才能看到痛苦、恐懼乃至仇恨，卻依然保持一種愛的態度。因此我認為梅塔應該是執業者的先決條件。

不認同的態度

在靜心中，最重要的學習之一就是超脫或不認同。超脫並不意味著你要變得冷酷無情。情況可能正好相反。只有非常敏感和敞開的人才能瞭解不認同真正的意義。它意味著你允許任何情緒或能量出現，但不會緊抓不放或以任何方式涉入其中。

對治療師來說，這種品質尤其重要，否則治療師可能會被案主的情緒所淹沒。如果案主深陷悲傷，治療師可能心痛不已。如果案主生氣，治療師可能也會感到暴怒。如果你想支持人們的情緒自由之旅，擁有感受一切並讓它們過去的能力是必要的。此外，這個技能也會教導我們什麼是成熟真正的本質。

泰式按摩和靜心

泰式按摩和靜心彼此相輔相成。泰式按摩最初由佛教僧侶首創，以之作為傳統泰式醫學的一部分。雖然泰式按摩已經傳到許多國家，有很多人在從事這個工作，但它與靜心的連結依舊被許多執業者所珍視。

就本質而言，泰式按摩是一種行動中的靜心。從執行者的角度

來看，它是一種瑜伽。對接受者來說，它則是被動式的瑜伽。它結合了拇指按壓和伸展動作，這些都是在施受雙方專注的覺察下完成的。這種按摩形式對Lovehand™身體工作有極大的影響，尤其因為靜心是其工作的核心。

奧修世界裡的身體工作

印度靈性大師奧修在靈性世界中引入了許多創新的概念，例如，他歡迎各種類型的身體工作進入他的社區，並要成員們去發展與他的願景一致的新技巧。對奧修來說，靜心是社區中提供的所有技巧的基礎。

以下兩種技巧（還有更多）是在奧修的指導下發展出新形式的重要例子，其一是奧修脈動治療（Osho Pulsation），另一種則是能量平衡按摩（Rebalancing）。後者的基礎是身體工作技巧，如羅夫按摩（Rolfing）和關節釋放（Joints release）。能量平衡按摩現在正被全球數以千計的執業者所使用，它是一種結合關節釋放的肌筋膜療法，而真正不同之處則在於執行者的態度。他們走的是一種靜心且有愛心的途徑，把身體視為一個有機體，其物質形式承載著佛的精神。

如前所述，奧修脈動治療起源於威廉·賴希的工作，後來由阿妮夏改造成適合奧修世界的工作。阿妮夏喜歡並實踐了譚崔的靈性觀點，在其中沒有什麼是高的，也沒有什麼是低的，身體及它所有的能量都被視作神聖的，是與源頭連結的門。她將東方的靈性途徑與她受的西方身體心理學教育結合起來，創造出

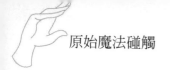

原始魔法碰觸

奧修脈動治療，治療和靜心在其中攜手並行。

這些方法看待靜心與身體覺知的態度，對Lovehand™身體工作有極大的影響。我強烈推薦任何對治療或身體工作感興趣的人去探索上述技巧的內容。

靜心在個案中的實際運用

有些情況需要的就只是臨在。我會把臨在當成獨立的治療技巧來使用。不僅用於那些還沒對情緒和能量工作敞開的案主，也用於那些已經非常敞開的案主，我覺得安靜的交流對他們最為有益。

以下是我進行的過程：

坐在案主身邊，持續地覺察自己和案主的呼吸。

然後把一隻手放在案主的身體上。可以在肚臍上方，也可以在橫隔膜或胸部中央。只選一個位置。手放好之後就不要動。讓手保持放鬆和臨在。不要把你的體重加在案主的身體上，也不要接觸得太輕。確保你能至少在這個位置保持不動十五分鐘。

當你覺得需要移動你的手時，就看看是否要選另一個位置，並在那裡停留，或是要以更主動的方式繼續。

這個技巧的重點是你的臨在。這是給你的靜心技巧。

繼續留意有什麼在發生。

你藉著手從案主身上得到什麼感官感受？

注意案主身體的微妙變化，感覺你與案主的連結。

如果思緒分散了你的注意力，就是找到一個內在的空間，讓你回到此時此地。

對案主而言，這種專注的臨在可能是一種強烈的體驗。覺知是一種具有感染力的工作方式。一個有覺知的人會創造出無言的邀請，帶領人們一起加入這個無聲、神聖和靜止的舞蹈。

自我練習

學習靜心

定期做靜心會爲你的生活帶來清晰、平靜和健康，還能提高認知能力。學習靜心的方法很多，每個人都需要找到最適合自己的技巧。最好是每天在固定的時間和選定的地點靜心。以下有幾個例子，但其實還有很多不同的法門。讓我們從最古老和最著名的開始。

一、內觀（Vipassana）靜心

這個技巧已有幾千年的歷史。它經由佛教而爲人所知，但其實遠比佛教更爲古老。它做起來很簡單，卻不是一項容易的靜心。我把它推薦給非常活躍的人，但不鼓勵那些經常用腦過度的人做它。

靜靜地坐著，閉上眼睛，背部挺直。如果你沒辦法不靠著東西坐著，也可以靠在牆上或椅背上。不一定非要坐在地板上，只要找到一個舒適的坐姿就好。

觀照你的呼吸進出，重點在於留意你的橫隔膜。你遲早一定會分心。也許有念頭出現，也許有一個視覺化的夢，或是身體有點不太舒服而造成干擾。這些都很正常，不要因爲注意力飄走了就批判自己。重要的是，一旦你發現自己飄走了，就回來繼續觀照橫隔膜的呼吸。

先從一次五分鐘開始。當你變得更加安靜和放鬆時，再每天慢慢加長時間。每次靜心至少做四十五分鐘到一個小時是好的，但不要讓它成爲一種折磨。

二、行動中的靜心

任何像跑步或跳舞之類的活動都可以變成靜心，因為重要的是態度，而不是有氧運動。

和內觀一樣，注意你的呼吸。

儘量不要為了表現的問題分心，比如有多快、多長或多強。

靜心是一種個人活動，所以要不斷地調整自己，把覺察呼吸當成一個錨，不斷地把你帶回你的中心。

在靜心過程中，不要以任何方式與別人聊天或互動連結。

活動不一定要慢，但如果你看到頭腦在飛速運轉，那就慢下來。

如果可能的話，在活動結束時靜坐幾分鐘或躺下休息。

三、奧修亢達里尼

這是一個很棒的靜心，在下午或晚上進行一小時。

它有四個十五分鐘的階段：震動、跳舞、靜坐、躺下。

這個由奧修在一九七〇年代初期設計的靜心技巧是活動和靜坐的完美結合。我把它推薦給大多數的案主。

你很容易就能在網路上找到詳細的描述和建議的專屬配樂。

還有許多其他形式的靜心：瑜伽、氣功、太極、持咒、吟唱等等。或許適合你的技巧就在其中。你可以試試這個，試試那個，直到有所收穫。然後堅持下去，愈來愈深入地進入深刻的寧靜和喜悅。祝你有一個很棒的旅程！

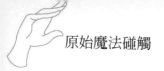

致謝

感謝我鍾愛的人生伴侶普妮塔（Punita）與我們持續的愛之旅。
感謝我的母親對我無條件的愛與支持。

感謝阿妮夏（Aneesha Dillon）讓我看到一個充滿愛與滋養的療癒及靈性願景。

感謝奧修，他創建了一個靈性馬戲團，我可以在其中療癒、成長，並沉浸在他偉大的洞見中——不是宗教，而且靈性也可以是輕鬆好玩的。

此外，我還要感謝一些幫助我創作這本書的人。

首先，我要感謝我的案主和學生。我們的每一次相逢對我來說都是偉大的學習。我很感激獲得了你們的信任。

感謝我的好友羅古（Raghu Kondori）。我們多次的對談幫助我專注於本書的訊息。

特別感謝本書的英文編輯科比娜（Cobina）。她表現出令人感動的熱情與奉獻精神，對有閱讀障礙的作者非常有耐心。

非常感謝很有才華的插圖藝術家Dream Q。我們每週都見面。她很有耐心地與我們長時間討論每幅插圖的確切資訊和感覺。

這本書有部分內容是在支持我的岳母卡娜拉（Kanala）度過病重的最後幾個月時寫的。我非常感謝她，讓我有幸經歷這一切，同時我也覺得她獨特的精神支持了我創作這部作品。

我還要感謝其他更多的老師、朋友、治療師和愛人，他們都對我富有冒險性的療癒之旅有所貢獻。你知道我在說你。我非常感謝我們特別的相遇。

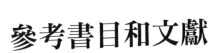

參考書目和文獻

Anand, Margot, The Art of Sexual Ecstasy. New York, USA, Jeremy P. Tarcher Inc./ Putnam, 1980.

Caldwell, Christine, Getting Our Bodies Back. Boston, USA, Shambala, Boston & London, 2013.

Chaithavuthi, Jan and Kanchanoo Muangsiri, Ancient Thai Massage, Healing With Life Force. Chiang Mai, Thailand, Thai Massage Book Press, 2012.

Chia, Mantak, Chi Nei Tsang: Chi Massage for Vital Organs. Rochester, Vermont, USA, Destiny Books, 2006.

Chia, Mantak and William U. Wei, Sexual Reflexology: Activating the Taoist Points of Love. Rochester, Vermont, USA, Destiny Books, 2003.

Chia, Mantak, Karsai Nei Tsang. Rochester, Vermont, USA, Destiny Books, 2011.

Chow, Kam Tye, Advanced Thai Yoga Massage: Postures and Energy Pathways for Healing. Toronto, Canada, Healing Arts Press, 2011.

Dillon, Aneesha, Tantric Pulsation. Cambridge, UK, Perfect Publishers, 2005.

Gach, Michael Reed, Ph. D., and Beth Ann Henning Dpl. A.B.T.,

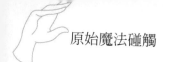

Acupressure for Emotional Healing. Bantam Books, 2004.

Hunt, Morton, The Story of Psychology, New York, Anchor Books, 2007.

Levine, Peter, Waking the Tiger: Healing Trauma. California - North Atlantic Books, 1997.

Various contributors, edited by Gustl Marlock and Halko Weiss, The Handbook of Body Psychotherapy & Somatic Psychology. California - North Atlantic Books, 2015.

Nishijima, Gudo, To Meet the Real Dragon. Dogen Sangha Publications, 2009. Osho, Meditation: The First and Last Freedom. New York - St. Martin's Griffin, 2004. Reich, Wilhelm, Character Analysis. New York - Farrar, Straus & Giroux, May 2013.

Lovehand™ Primal Body Magic

Shim, Jung-Myo, PhD and Young-Ran Yeun, PhD and Sung-Joong Kim, PhD, PT, Effects of manual lymph drainage for abdomen on the brain activity of subjects with psychological stress. March 2017.

Travell, Simon & Simon, Myofascial Pain and Dysfunction, Wolters Kluwer Health, 2019.

Trobe, Krishnanda, Face to Face with Fear: Transforming Fear Into Love. Cambridge, England - Perfect Publishers, 2012.

Tyroler, Noam, Thai Acupressure for Orthopedic Disorders. Israel, published by Noam Tyroler, 2008. ISBN 978-965-555-368-0.

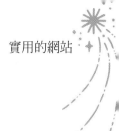

實用的網站

Aneesha Dillon: https://www.oshopulsation.com/ Anugyan:
https://en.silence-of-touch.com/

Khun Ni: https://khunni.com/ Lovehand:
https://www.lovehand.asia/

Mantak Chia: https://www.mantakchia.com/ Noam Tyroler:
https://thaiacu.com/about/noam/ Ohad Pele Ezrahi:
https://kabalove.org/

Osho Rebalancing: https://www.osho.com/static-informative-
pages/osho- rebalancing-™

Osho Meditations: https://www.osho.com/ Sexual Shamanism:
https://ista.life/

Thai Massage, Thai Womb Massage: http://www.homprang.com/
TMC Thai Massage School: http://m.tmcschool.com/

Wat Po Thai Massage School:
https://www.watpomassage.com/EN/home

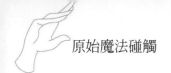

作者介紹

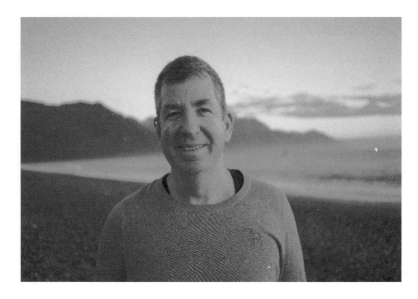

葛瑞恩・艾明（Gyan Amin）出生於以色列，本名是多夫・拉維（Dov Raveh）。他從小就很喜愛大自然，熱愛閱讀。在二十歲出頭時，他發現生活充滿挑戰，對自己的生命目的感到困惑。追求事業或結婚成家對他來說都是不切實際的選擇，所以他開始了尋求療癒、內在平靜和人生意義的旅程。

他曾在許多國家旅行，並在東京和歐洲做街頭藝人，以小丑和默劇的形式表演。他發現這些藝術的療癒作用，同時在情緒上得到解放。在街頭表演時，他開始對靜心感興趣。靜心使他在工作本身混亂的性質中獲得一種歸於中心和內在的平靜感。

之後他去了印度，拜訪位在普那的奧修靈性社區。在那裡，他學習奧修教導的靜心技巧，並學習情緒和身體的治療方法。在這期間，他將自己的名字改爲葛瑞恩・艾明，意思是眞誠和智慧。

他醉心於身心靈療癒系統，並進而將之轉變成他的職業。他成爲一名身體工作者——泰式按摩師和教學老師。他發展出一種獨特的身體工作方式，稱爲Lovehand™。Lovehand™著重於腹部和骨盆區域，藉此支持情緒的敞開和能量工作。

他的工作主要在臺灣和中國帶領工作坊及提供一對一個案。

目前他與心愛的妻子普妮塔（Punita）定居在臺灣。

國家圖書館出版品預行編目資料

原始魔法碰觸　獨特的腹部按摩與骨盆釋放方法／Gyan
Amin 葛瑞恩‧艾明著. --初版. --臺中市：白象文化事業
有限公司，2022.06
　　面；　公分
譯自：Lovehand™ primal body magic.
ISBN 978-626-7105-78-8（平裝）

1. CST：另類療法 2. CST：能量 3. CST：按摩

418.995　　　　　　　　　　　111005024

原始魔法碰觸
獨特的腹部按摩與骨盆釋放方法

作　　者　Gyan Amin 葛瑞恩·艾明
譯　　者　Prem Vanita
發 行 人　張輝潭
出版發行　白象文化事業有限公司

　　　　　412台中市大里區科技路1號8樓之2（台中軟體園區）
　　　　　出版專線：（04）2496-5995　　傳真：（04）2496-9901
　　　　　401台中市東區和平街228巷44號（經銷部）
　　　　　購書專線：（04）2220-8589　　傳真：（04）2220-8505
專案主編　陳婷婷
出版編印　林榮威、陳逸儒、黃麗穎、水邊、陳婷婷、李婕
設計創意　張禮南、何佳誼
經紀企劃　張輝潭、徐錦淳、廖書湘
經銷推廣　李莉吟、莊博亞、劉育姍、李佩諭
行銷宣傳　黃姿虹、沈若瑜
營運管理　林金郎、曾千熏
印　　刷　基盛印刷工場
初版一刷　2022 年 06 月
定　　價　400 元

缺頁或破損請寄回更換
本書內容不代表出版單位立場，版權歸作者所有，內容權責由作者自負

白象文化　印書小舖 PressStore 出版印版權記　出版 · 經銷 · 宣傳 · 設計
www.ElephantWhite.com.tw　f 自費出版的領導者　購書 白象文化生活館